면역력을 높이는
최고의
식사법

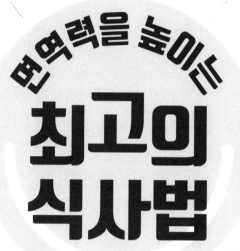

면역력을 높이는
최고의
식사법

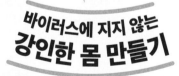

바이러스에 지지 않는
강인한 몸 만들기

시라사와 다쿠지 지음 **오시연** 옮김

예문아카이브

서문

현대인의 평균수명은 점점 길어지는 추세다. 조만간 백 세를 넘겨도 건강한 사람이 적지 않은 시대가 찾아올 것이다. 그러나 아직은 나이를 먹어가면서 여러 가지 지병이 생기고 종국에는 침대에 누워 지내는 경우가 더 많다. 건강하게 생활할 수 있는 건강수명은 아직 백 세가 안 된다는 말이다.

사람들은 알츠하이머병이나 생활습관병, 암, 유전병에 걸리면 어떻게 하나 불안감을 안고 산다. 게다가 2019년 말부터 시작된 코로나바이러스 등의 감염병도 건강하고 오래 사는 삶의 걸림돌이 되고 있다.

그럼에도 현대의학은 하루가 다르게 발전하고 있다.

고령자에게 많이 발생하는 알츠하이머병은 아직 명확한 원인이 밝혀지지 않았다. 그러나 최근 연구에 따르면 획기적인 예방이론과 대처법인 리코드ReCODE법이 고안되어 세계의 주목을 받고 있다. 예전에 이 내용에 관한 일본어 번역본을 감수한 적이 있는데 알츠하이머는 균형 잡힌 식단으로 예방과 증상 개선이 가능하다.

지금까지 환자의 다양한 고민을 상담한 내용에 근거해 '올바른 식사법으로 건강한 몸을 만들 수 있다'는 필자의 주장이 생활습관병과 암, 그 밖의 병에도 적용된다는 점이 입증된 것이다.

졸저《의사가 가르쳐주는 최고의 식사법》에서는 리코드법을 비롯해 내가 지금까지 전해왔던 식사법에 관해 사람들이 궁금해하는 점을 추려서 구체적으로 소개했다.

당질의 과다 섭취를 조절해 케톤 체질이 되고 코코넛오일 등 몸에 좋은 기름을 선택해서 섭취할 것, 양질의 소금으로 필요한 미네랄을 공급할 것 등 연구를 통해 도출한 건강 유지를 위한 식습관을 추천했다.

이 책은 전작에서 한 발 더 나아가 여러분이 '식사에 의한 예방의학'을 실천할 수 있게끔 구체적인 식사법을 정리했다.

여기서 가장 중요한 점은 올바른 식사를 통해 몸의 저항력을 강화한다는 점이다. 당연한 말이지만 몸의 면역기능을 활성화하는 것이 병에 대한 최대의 방어술이기 때문이다.

2019년 말부터 시작해 팬데믹 선언까지 나온 코로나바이러스로 면역력이 약한 사람들이 희생되고 있다. 똑같이 감염되어도 심신이 건강하고 저항력이 강한 사람은 경증으로 끝나거나 회복하는 반면, 지병이 있거나 고령으로 면역력이 약해진 사람들은 중증환자로 분류되어야 했다.

나는 이래서는 안 된다는 절박한 감정을 느꼈다. 이번뿐만 아니라 점점 수명이 길어져 고령화가 진행되고 있는데, 앞으로 세계적인 감염병에 노출될 때가 다시 올 것이다. 그때 자신의 건강을 지키는 방법을 모르는 사람이 이렇게 많아서는 안 된다. 이 책은 그런 마음에서 탄생했다.

이 책에는 건강의 기본부터 건강해지는 다이어트 방법, 면역력 강화, 노화 방지, 체질 개선, 장 정상화에 이르는 다양한 식사법이 나온다. 일단 가장 신경 쓰이는 내용부터 읽어보기를 바란다. 하나라도 좋으니 일단 실천하자.

그리고 그 효과를 실감하면 다른 내용도 읽어보고 건강해지는 식사법을 익히자. 아무것도 하지 않고 시간만 보내지 말고 일단 내가 실천할 수 있는 일부터 해보고 잘못된 식습관을 고치는 것이 중요하다.

이 책을 집어든 사람은 아마 자신의 현재와 앞으로의 건강에 불안감을 느끼고 있을 것이다. 그리고 전 세계에 확산된 코로나바이러스의 무시무시한 위력을 목격했을 것이다.

이 책이 건강에 대한 의식을 강하게 갖고 언제 다시 올지 모를 미지의 감염병에서 자신을 지키고 싶은 이들의 불안을 해소하고 그 뒤 건강한 인생을 사는 데 도움이 되기를 바란다.

시라사와 다쿠지

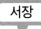

바이러스에
지지 않는
강인한 몸을
만드는 식사법

강인한 몸을 만드는 7가지 식사법

건강하고 날씬한 몸을 만드는 식사

건강하고도 날씬한 몸을 만들려면 7가지 사항을 기억해야 한다. 겨우 7가지냐고 생각할 수도 있지만 일단 실천해보자. 꾸준히 하다 보면 기분이 좋아지고 몸이 가벼워질 것이다. 몸이 찌뿌둥하고 쉽게 피로해지는 상태에 익숙해지면 원래 다 그런 법이라고 생각하기 쉬운데, 몸 상태가 좋은 것이 얼마나 쾌적한지 깨달으면 그때부터는 과거로 돌아가지 못한다. 그것이 최고의 식사법을 지속하게 하는 강한 동기로 작용한다.

그러면 7가지 내용을 살펴보자.

① 채소 주스를 아침 식사 메뉴로

아침 식사로 믹서에 갈아서 만든 채소 주스를 마시면 혈당치 급상승을 억제하고 케톤체(18~20쪽 참고)를 효율적으로 신진대사에 활용할 수 있다. 실험에 따르면 채소 주스를 마셨을 경우, 식사 전후의 혈당치와

인슐린 수치가 거의 변하지 않았다. 직접 만들기 어렵다면 시판 주스도 괜찮다.

② 가공식품을 줄인다

정제도가 높은 가공식품은 중독성이 강하다. 제철 채소와 과일, 어패류와 고기 등 가공되지 않은 식재료로 조리하는 것이 가장 좋다.

③ 발효식품을 섭취한다

된장이나 간장, 식초 같은 천연 조미료와 낫토, 절임 채소, 김치, 요구르트 등의 발효식품을 적극적으로 섭취하자.

④ 채소부터 먼저 먹는다

음식을 먹는 순서와 혈당치는 깊은 관련이 있다. 식사할 때는 밥부터 먹지 말고 채소부터 먹은 다음 고기나 생선과 같은 반찬을 먹자. 마지막으로 빵이나 밥 등의 탄수화물을 먹는 방법이 혈당치가 급상승하는 것을 막고 인슐린 분비를 촉진하기 때문이다.

채소를 가장 처음에 먹는 '베지터블 퍼스트 vegetable first' 방식이 바람직한 이유는 채소에 많이 함유된 식이섬유가 나중에 들어오는 지방과 당질이 장에서 흡수되는 속도를 늦춰주기 때문이다.

⑤ 꼭꼭 씹으며 천천히 먹는다

채소를 제일 먼저 먹어도 잘 씹지 않고 삼키면 혈당치가 쉽게 상승한다. 실제로 빨리 먹는 사람일수록 살이 잘 찌는 경향이 있다.

가능하면 채소를 먹고 10~20분 뒤 탄수화물을 먹기 시작하자. 천천히 먹으면 만복감을 느끼게 되어 과식을 방지하는 효과가 있다.

⑥ 자기 양의 70%만 먹는다

건강하고 오래 살려면 내 배의 70%만 채우면 된다. 과식이 건강에 좋지 않다는 것은 붉은털원숭이를 대상으로 한 실험에서도 확인되었다. 포만감을 느낄 때까지 먹이를 먹었던 원숭이들은 원래 양의 70%로 줄인 먹이를 먹은 원숭이들보다 노화 속도가 빠르고 사망률도 높았다.

⑦ 외식 규칙을 정한다

탄수화물을 줄이려면 외식할 때 밥을 반만 달라고 주문하거나 밥의 절반을 남기는 규칙을 정하자. 또한 ⑥번의 70%와 같은 맥락의 이야기인데 눈앞에 음식이 있으면 아무래도 식욕이 자극되기 마련이다. 뷔페나 무제한 리필점은 피하고 맛있는 음식을 적당량 먹도록 노력하자.

이런 식사법은 일단 습관이 되면 전혀 힘들지 않다. 새로운 습관을 자기 것으로 만든다는 의식을 갖고 꾸준히 실천하자.

02

케톤식 다이어트로 건강한 몸을 만든다

체지방을 효율적으로 연소하면서 면역력도 강화한다

다이어트라고 하면 공복감을 참으면서 정기적으로 강도 높은 트레이닝을 해야 한다고 생각하는 사람이 많다. 그러나 식욕을 억제하면서도 공복감에 시달리지 않고, 근육은 유지하면서 체지방만 줄이고 싶다는 게 우리의 본심이다. 이렇게 꿈만 같은 다이어트법을 찾는 사람에게 안성맞춤인 방법이 있다. 바로 케톤식 다이어트다.

케톤식 다이어트는 미국의 순환기내과 의사인 로버트 앳킨스Robert Atkins가 제창했다. 탄수화물을 극도로 줄여서 혈당치와 인슐린을 통제함으로써 체중 감량과 체질 개선에 성공하는 방식이다. 지방과 단백질을 줄일 필요가 없으므로 고기와 생선을 먹으면서 만족감을 느낄 수 있다. 즉 다이어트로 인한 고통을 적게 느낀다는 것이 장점이다. 요즘 유행하는 저탄수화물 다이어트와 유사한 방법이지만 케톤식 다이어트는 다이어트를 시작한 지 2주간만 탄수화물을 엄격히 제한한다. 최대한 탄수화물이 적은 메뉴를 선택해 다이어트 기간 내내 탄수화물이 함유된 음식을 억제해야 하는 저탄수화물 다이어트와는 그 점이 다르다.

케톤식 다이어트를 하면 바이러스에 감염된 세포를 찾아서 파괴하는 T세포 중에서도 몇 퍼센트에 불과한 감마·델타 T세포가 폐에서 증가한다. 이 세포들은 바이러스와 암세포에 대해 조기에 반응하는 자연면역계와 바이러스와 암세포에 대항하는 획득면역계의 장점을 함께 갖고 있다. 즉 식사법으로 면역력을 강화할 수 있다는 뜻이다.

케톤식 다이어트의 원리는 다음과 같다. 탄수화물을 엄격히 제한하면 체내에 인슐린이 거의 분비되지 않게 되면서 혈중 포도당이 급감한다. 이 상태가 되면 체내에서 케톤체라는 물질이 생성되어 포도당을 대신해 에너지원이 되는 '케토시스ketosis' 상태가 된다. 케톤체의 원료는 지방산이다. 즉 체지방을 효율적으로 사용할 수 있으므로 근육이 감소되지 않는다. 혈액의 중성지방이 감소하기 때문에 동맥경화 예방 효과도 기대할 수 있다.

케톤식 다이어트는 대단히 단순하다. 목표 체중이 될 때까지 하루에 섭취하는 탄수화물을 하루 총 칼로리의 5% 이내로 제한한다. 예를 들어 하루에 2000kcal를 섭취하는 사람이라면 탄수화물을 100kcal, 25g 이내로 섭취하면 된다. 이 방식을 지속하면 몸이 케토시스 상태로 변한다. 어느 조사 결과에 따르면 일본인이 하루에 섭취하는 탄수화물은 평균 257.6g이라고 한다. 257.6g의 10분의 1로 줄여야 하니 사실

쉽지만은 않을 것이다. 그러나 그 정도로 탄수화물을 엄격히 제한해야 케톤체 회로에 불이 들어온다.

케톤식 다이어트는 여러 다이어트 방식 중에서도 비교적 근육 소실이 적은 편이다. 하지만 기초대사량이 떨어지면 요요현상이 일어날 수 있으니 매일 하루 20~30분 정도 가벼운 운동을 하는 것이 좋다.

체중이 목표치까지 떨어지면 5% 이내로 억제했던 탄수화물 비율을 1주째에는 6%, 2주째에는 7%라는 식으로 주당 1% 비율로 서서히 늘려간다. 그렇게 하면서 최종적으로 20% 이내로 자신에게 적합한 섭취량을 찾는다.

일상생활과 병행하며 하기 쉬운 케톤식 다이어트이지만 모든 사람에게 적합하다고 할 수는 없다. 케톤식 다이어트를 하면 설사나 두통 증상이 나타나는 사람이 있는데 그때는 중단하도록 하자. 급격하게 지방을 분해하기 때문에 내장에 부담이 가기도 하고 개중에는 체취와 구취가 심해지는 사람도 있다. 저혈당 상태여서 짜증이 느는 사람도 있다. 이상 증세를 느낄 때는 무리하지 않는 것이 중요하다.

또한 케톤식 다이어트는 탄수화물을 상당히 극단적으로 제한하므로 당뇨병이나 고혈압 치료를 받는 사람이 케톤식 다이어트를 하면 증상이 악화될 가능성도 있다. 통원치료와 투약을 하는 사람은 반드시 담당 의사와 의논하면서 하도록 하자.

해로운 음식을 끊어서 식욕을 리셋하자

인내심에 의지하지 않는 식욕 통제법

우리가 살이 찌거나 다이어트에 실패하는 것은 대부분 식욕을 통제하지 못하기 때문이다. 맛있는 음식을 먹고 싶다, 이미 배가 찼지만 그래도 더 먹고 싶다는 욕구를 다스리기만 해도 체중 감량의 성공적인 첫걸음을 내디뎠다고 할 수 있다.

그런데 식욕을 통제하는 방법은 대단히 단순하다. 백미와 설탕, 화학조미료 등의 '해로운 식품'을 섭취하지 않으면 된다. 물론 실행하기 쉽지는 않다. 한 번이라도 이런 음식을 섭취해서 뇌가 쾌감을 느끼면 계속 그런 자극을 원하게 되기 때문이다. 체내의 불량 식자재 농도가 감소하면 금단 증상이 나타나면서 도저히 참을 수 없는 상태가 된다.

이런 경우 약물중독 치료와 마찬가지로 일시적으로는 힘들어도 해로운 음식을 단번에 끊어버리는 것이 가장 좋다. 도저히 못 참겠다면 해로운 음식 대신 중독성은 있지만 덜 자극적인 음식을 먹으면 어떨까? 그렇게 하면 서서히 중독증상에서 벗어날 수 있다.

몸에 해로운 음식

마가린	지방이 많은 고기	다짐육
빵	우동	튀김덮밥
돈가스덮밥	카레	볶음국수
스파게티	단팥빵	슈크림
오므라이스	햄버그스테이크	비엔나소시지
스키야키	머핀	단맛이 나는 빵
붕어빵	기름기가 많은 라면	
감자튀김	초콜릿 과자	
아이스크림	초코케이크	
단맛이 나는 탄산음료	설탕을 넣은 커피	

—

※ 간장, 설탕으로 만든 양념에 얇게 썬 고기와 각종 재료를 넣고 졸인 일본 음식.

04

섭취하지 말아야 할 7가지 음식

불량 성분이 듬뿍 들어 있는 식품

올바른 방식으로 살을 빼고 식욕을 통제하기 위해 피해야 할 식품이 있다. 그 대표 주자를 살펴보자.

① 달콤한 과자

케이크나 초콜릿, 과자, 화과자 등의 시판 식품을 피하자. 너무 먹고 싶을 때는 방부제가 들어 있지 않은 양질의 식품을 선택해서 조금만 먹자.

② 튀긴 과자

감자튀김 등 지방과 탄수화물이 많이 들어 있고 튀긴 과자는 중독성 이 강하다. 정 먹고 싶을 때는 튀기지 않은 과자를 먹자.

③ 패스트푸드

지방과 탄수화물을 지나치게 먹게 되므로 피해야 한다.

④ **빵**

흰 식빵이나 달콤한 빵은 피하고 꼭 먹어야 한다면 밀알을 통째로 빻아 만든 전립분으로 반죽한 빵을 선택하자.

⑤ **일품류**

소고기덮밥이나 돈가스덮밥, 카레, 볶음밥 등의 일품류는 지방과 탄수화물, 염분을 과다하게 섭취하게 한다. 주1회 이하로 줄이고 먹을 때도 밥을 약간 남기도록 하자.

⑥ **라면**

지방과 탄수화물, 염분을 과다 섭취할 수 있다. 되도록 횟수를 줄이고 먹을 때도 면은 반만 넣고 국물을 마시지 않도록 한다.

⑦ **백설탕, 식염**

조미료인 설탕과 소금은 정제도가 낮은 제품을 선택하자. 백설탕 대신 맛술이나 꿀, 식염 대신 간장이나 된장, 천일염을 사용하면 좋다.

최고의 식욕 리셋법 - 단식으로 내 몸을 바꾼다

식욕이 날뛰는 악순환을 끊는다

불량한 음식 맛에 길들어 그것만 먹다가 건강을 망치고 살까지 쪘다. 이런 비만의 악순환에 빠지면 거기서 탈출하기가 쉽지 않다. 자신이 불량 식품 중독임을 알고는 있지만 음식을 눈앞에 두면 무너져 내린다. 이럴 때 가장 확실하고 효과적인 방법이 단식이다.

단식이라고 하면 음식을 먹지 않고 굶는다는 부정적 이미지가 있지만, 식욕 통제라는 관점에서 보면 단식은 '몸에서 불량 식재료를 제거하는' 좋은 방법이다. 중독성이 강한 물질이 들어 있는 음식을 아예 끊고 불량 식재료가 체내에서 배출되기를 기다리는 것이다. 약물중독 치료와 유사한 방법이다.

나는 물 외의 음식을 전혀 섭취하지 않는 '절식'을 권한다. 우리 몸은 섭취한 영양을 효율적으로 잘 사용하게 되어 있다. 쓰다 남은 영양이 지방이라는 형태로 축적된 상태에서 단식을 하면 신진대사가 원활해지고 지방이 효율적으로 사용된다.

실제로 단식이 발휘하는 효과가 세계의 주목을 받고 있다. 러시아에서는 이미 몇 십 년 전부터 단식이 난치병이나 정신질환을 치료하는 방법으로 쓰인다. 8000명 이상의 정신질환자를 대상으로 단식을 하게한 결과 60~70%의 환자에게 효과를 보였다고 한다. 러시아 연방 내의 자치공화국인 부리야트공화국은 국가 보험으로 단식요법을 시행할수 있다. 15년간 1만 명 정도의 환자가 이 치료를 받았고 3분의 2가 증상이 개선되었다고 한다.

물론 장기간의 단식은 의사의 관리를 받으면서 신중히 해야 한다. 식욕을 리셋하는 것이 목적이라면 2~3일만 해도 충분하다.

단백질 섭취 방식을 바꾸면 사망률이 떨어진다

단백질은 동물성, 식물성 양쪽을 균형 있게

단백질은 탄수화물, 지방과 더불어 생명을 유지하는 데 꼭 필요한 주요 영양소다. 우리가 건강하게 살려면 양질의 단백질을 섭취해야 한다.

단백질을 함유한 식품으로는 고기와 생선, 달걀 등의 동물성 식품과 곡류와 콩, 채소 등의 식물성 식품이 있다. 아미노산 이용효율을 나타내는 지표 '아미노산 스코어amino acid score'를 보면, 동물성 단백질은 돼지고기와 전갱이, 달걀, 우유가 100, 식물성 단백질은 콩이 100, 감자 73, 쌀 61이다. 이 수치를 보면 동물성 단백질 식품이 점수가 높으니까 동물성 단백질이 더 효율적이라고 생각할 수도 있다.

그러나 동핀란드대학의 연구에 따르면 동물성 단백질과 식물성 단백질의 균형이 잡혀야 건강하다는 결과가 나왔다. 헤리 비르타넨 박사 연구팀은 동물성 단백질과 식물성 단백질의 섭취 비율과 사망률의 관계를 분석했다. 그 결과 동물성 단백질 섭취 비율이 높은 사람은 동물성, 식물성 단백질을 골고루 섭취하는 사람에 비해 23% 높은 사망률을 보였다. 그 가운데 육식을 주로 섭취하는 사람은 추가로 23% 높은 사망률을 기록했다.

동물성 식품에는 포화지방산도 있으므로 섭취량이 증가하면 심혈관 질환에 걸릴 위험이 증대한다. 따라서 동물성 식품뿐 아니라 식물성 식품으로도 단백질을 섭취하는 것이 바람직하다.

나는 평소에 동물성 단백질을 섭취하려면 고기와 생선을 1 대 1 비율로 먹으라고 권한다. 또 콩 등의 식물성 단백질 섭취 비율을 높이려면 낫토나 두부, 현미나 된장국이 기분인 식단이 무척 적합하다.

면역력 향상뿐 아니라
다이어트에도 효과적인 견과류

사망률을 낮춘다고?! 맛있고 몸에도 좋은 견과류

호두나 아몬드, 캐슈넛 등의 견과류는 칼로리가 높아서 다이어트에 적합하지 않은 식품으로 인식된다. 그러나 여러 연구 결과에 따르면 견과류는 오히려 '고지방인 데 비해 살이 잘 찌지 않는 식재료'라는 인식이 퍼지고 있다. 미국에서 베스트셀러가 된 《100세까지 병에 걸리지 않는 슈퍼 면역력*Super Immunity*》의 저자인 조엘 펄먼 의사는 견과류가 몸에 좋은 지방산을 함유한 영양소가 풍부한 식재료라고 하며 면역력 향상을 위해 하루 28g의 견과류를 섭취하면 좋다고 추천했을 정도다.

'견과류를 먹는 사람일수록 날씬하다'라는 연구 결과도 있다. 견과류에 식욕을 억제하는 효과가 있으며 다이어트나 당뇨병 증상 개선에 도움이 되었다. 식이요법을 하는 사람이 소량의 견과류를 먹으면 먹는 행위에 대한 만족감을 느껴서 스트레스를 받지 않고 식이요법을 계속할 수 있다는 연구 결과도 있다.

또 미국 의학전문지 〈뉴잉글랜드 의학저널 NEJM〉에 따르면 땅콩이나 아몬드, 호두 등 견과류를 즐겨 먹는 사람의 사망률이 낮다는 결과가 나왔다. 하버드대학 의학부의 인 바오 박사가 미국에 사는 건강한 남녀 12만 명을 대상으로 견과류 섭취와 질병에 관한 상관관계를 조사했는데, 견과류를 먹는 사람들은 그러지 않은 사람보다 심장병, 암, 호흡기질환, 감염증, 신장병, 당뇨병에 의해 사망할 확률이 더 낮았다. 바오 박사는 견과류에 들어 있는 불포화지방산이나 양질의 단백질, 식이섬유, 비타민 E를 비롯한 비타민류, 미네랄, 피토케미컬 등이 좋은 영향을 주었다고 분석했다. 건강하고 만족도가 높은 이 식품들을 메뉴로 활용하면 좋다는 말이다.

08

간식을 먹고 싶을 때는 믹스너트

설탕이 듬뿍 든 과자보다는 믹스너트를

피곤할 때는 아무래도 간식에 손이 간다. 그러나 케이크나 감자튀김은 지방 덩어리다! 가끔이면 모를까 매일 먹으면 건강한 생활과 점점 멀어진다.

이럴 때는 믹스너트를 먹어보자. 술안주라는 이미지가 있는데 실은 식이섬유와 비타민B군, 칼슘, 식물성 단백질이 함유된 식품이다. 또 항산화물질도 많이 들어 있으므로 항노화 효과도 있다. 오독오독 씹히는 식감은 만복 중추를 자극해서 과다 섭취를 막아준다.

1장

면역력을 강화해 피곤하지 않은 몸을 만든다

피로 회복에 효과적인 영양소란?

피곤할 때는 '먹어서 회복하라'

장시간 노동과 복잡한 인간관계로 인한 스트레스를 해소하기 위해 폭음과 폭식을 한다. 피로가 쌓이고 쌓여서 이제 피곤한 상태가 보통이라는 사람이 한둘이 아니다. 몸이 피곤할 때는 쇠고기나 장어구이 같은 스테미너식을 찾게 되는데 영양학적으로 일리가 있는 말이다. 그렇다고 고칼로리에 푸짐한 식사만이 정답은 아니다. 임시방편으로 부족한 영양소를 보충할 것이 아니라 기초대사를 높이고 에너지를 만드는 회로를 작동시켜야 제대로 피로가 풀린다.

다음은 피로 회복에 효과가 있는 영양소다.

① 단백질

운동으로 피로해진 근육을 회복시키려면 아미노산이 필요하다. 고기와 생선, 달걀, 콩 제품에 들어 있는 단백질은 아미노산의 원료가 된다. 단백질은 체내에서 아미노산으로 분해되어 근육이나 피부, 머리카

락, 손톱과 발톱 등을 만든다. 하루에 필요한 단백질은 남성이 60g, 여성이 50g이다. 달걀 1개에 약 6g, 고기에 50g당 9~10g의 단백질이 들어 있다.

피로 회복 영양소를 많이 함유한 식품

단백질	고기, 생선, 달걀, 콩류, 유제품
비타민B₁	돼지고기, 장어, 두부, 현미
비타민B₂	간, 장어, 낫토, 달걀, 우유
구연산	식초, 레몬, 소금에 절인 매실, 포도, 키위, 사과, 감귤류, 멜론
베타카로틴	차조기, 멜로키아 *, 당근, 파슬리, 바질, 시금치, 호박, 감귤류
비타민C	피망, 감귤류, 아세로라, 케일, 방울양배추, 파슬리, 여주, 브로콜리
비타민E	어패류, 아몬드, 낙화생, 올리브오일, 호박, 시금치, 아보카도
철분	간, 파슬리, 달걀노른자, 조개류, 낫토, 된장, 유부 튀김, 유바 **, 김
리코펜	방울토마토, 토마토, 수박, 포도, 감, 체리, 붉은 파프리카, 자두

② 비타민B군

비타민 B₁은 당질을 에너지로 바꿔주는 영양소로 신진대사를 촉진하고 피로 회복에 도움이 된다. 돼지고기 등에 풍부하게 들어 있으니 적극적으로 섭취하자. 대파나 부추, 당근 등에 있는 성분인 황화알릴과 결합하면 흡수력이 올라가므로 돼지고기를 먹을 때 곁들여 먹으면

＊　이집트 원산의 식물로 주로 잎을 채소로 활용하며 시금치와 비슷한 맛이 난다.

＊＊ 두유를 끓였을 때 표면에 생기는 얇은 막을 대나무 꼬치로 살짝 걷어 올려서 만드는 식재료.

더 좋다.

비타민 B_2는 단백질과 지방, 당분을 대사해 피로물질인 젖산의 생성, 축적을 억제한다. 소와 돼지, 닭의 간이나 장어, 우유에도 많이 들어 있다. 지방을 많이 섭취하는 사람은 비타민 B_2가 부족해지기 쉬우므로 비타민 B_2가 함유된 식품을 의식적으로 섭취하자.

③ 구연산

소금에 절인 매실이나 레몬, 식초에 들어 있는 구연산은 당분, 지방, 단백질 등의 영양소에서 에너지를 만들어내는 강력한 아군이다. 젖산을 분해해 근육의 피로를 풀어주며 미네랄 흡수를 도와준다.

④ 베타카로틴, 비타민C, 비타민E, 철분

피로가 축적되면 체내에 활성산소가 증가하는데 우리가 쉽게 지치는 이유가 여기에 있다. 활성산소를 제거하는 항산화작용을 하는 성분이 바로 각종 비타민이다. 비타민 C는 체내에 산소를 운반해 철분을 흡수하도록 도와준다. 아몬드 등의 견과류나 어패류에 많이 함유된 비타민 E는 활성산소를 제거하는 항산화작용을 한다.

⑤ 리코펜

토마토에 풍부하게 들어 있는 카로티노이드(색소)인 리코펜은 강력한 항산화작용을 해서 체내의 활성산소를 제거한다. 무려 비타민 E의 100배 이상이라고 한다.

⑥ 이미다졸디펩타이드

장거리를 이동하는 철새의 날갯죽지에 있다는 성분이 이미다졸디펩타이드다. 이 성분 덕분에 몸집이 작은 새도 지구를 한 바퀴 돌 수 있다. 우리 몸에도 존재하지만 이미다졸디펩타이드가 함유된 식품을 섭취하면 항산화작용을 높이고 일상적인 피로를 쉽게 풀 수 있다. 이미다졸디펩타이드는 닭가슴살 외에도 전갱이, 고등어, 꽁치, 참치, 가다랑어 등 우리와 친숙한 식재료에 많이 함유되어 있다.

우리 몸은 우리가 먹는 음식으로 이루어진다. 피로를 풀어주는 영양소가 무엇인지 기억해두고 꾸준히 섭취하는 것은 우리 몸에 좋은 식재료를 의식적으로 선택하는 행위이기도 하다. 그렇게 하다 보면 건강한 체형과 윤기 나는 피부를 되찾을 수 있다.

섭취한 영양소를 효율적으로 흡수하려면 조리법도 잘 선택해야 한다. 몸이 피로를 느낄 때는 소화기 기능이 저하된 경우가 많다. 피로를 풀려면 에너지가 많이 필요하므로 음식을 소화할 때 쓰이는 에너지가 충분히 공급되지 않기 때문이다. 소화에 부담이 되는 음식을 먹으면 몸이 더 피곤해질 수 있다. 날것보다는 익혀 먹는 편이 좋으며 딱딱한 것보다는 부드러운 것, 지방이 많은 것보다는 적은 것이 낫다.

식욕이 너무 없을 때는 억지로 새로운 식단대로 먹으려 하지 말고 소화하기 쉽고 위장에 부담이 덜한 죽이나 수프 등을 섭취하자. 소화기관이 푹 쉴 수 있도록 단식을 하는 것도 좋은 선택이다.

피로를 느끼는 상태는 원래 우리 몸이 '좀 쉬어'라고 보내는 신호다. 자율신경 교란이나 내장질환 같은 질병, 인간관계에 의한 스트레스 등 몸에 부담을 주는 원인이 있다면 그것을 해결하지 않는 한 아무리 몸에 좋은 것을 먹어도 근본적인 피로는 개선되지 않는다. 생활 습관이 흐트러진 것도 마찬가지다. 자신의 몸이 뭐라고 하는지 그 목소리에 귀를 기울이면서 건강하게 일상을 보내도록 하자.

함께 먹으면 피로 회복력이 올라간다

피로를 모르는 몸으로 만들어주는 음식 궁합

피로 회복 영양소가 들어 있는 식품을 섭취해도 그것이 전부 흡수되진 않는다. 최대한 효율적으로 우리 몸에 흡수되게 하는 조합을 알아보자.

① 돼지고기와 양파

돼지고기와 양파는 냉장고에 항상 있기 마련인 재료다. 돼지고기에는 '피로 회복 비타민'이라고도 불리는 비타민 B_1이 풍부한데 무려 쇠고기의 10배나 된다. 또한 양파에 들어 있는 황화알릴이라는 성분은 비타민 B_1의 흡수를 돕는다. 돼지고기를 요리할 때는 반드시 세트로 먹자.

② 숙주와 달걀

체내의 에너지 생산력이 떨어지면 좀처럼 피로가 풀리지 않기 마련이다. 이것이 이른바 '나이를 먹었더니 쉽게 피곤해지는' 현상의 이유다. 에너지 효율을 높이려면 아미노산이 중요한 작용을 한다.

숙주에는 아미노산의 일종인 펩타이드가 풍부하다. 달걀에는 아미노산과 비타민 B_1이 듬뿍 들어 있다. 꼭 함께 먹어야 할 좋은 콤비다.

③ 포도와 홍차

피곤할 때는 홍차에 포도즙을 섞어 우아한 티타임을 즐기자. 포도에는 비타민 C와 피로물질을 분해하는 구연산이 풍부하다. 홍차에 들어 있는 카페인 작용도 도와서 뇌신경을 활성화해 스트레스를 완화할 것이다.

혈액 순환을 촉진하는 음식 궁합

식사로 어깨 결림을 해결하자!

사무직이나 세밀한 작업을 많이 하는 사람은 어깨 결림과 목 결림을 자주 느낀다. 혈액순환이 원활하지 않아서 근육에 피로물질이 쌓인 상태다. 물론 운동과 마사지로 혈액의 흐름을 촉진해 노폐물을 배출하면 증상이 개선된다. 하지만 식사를 통해 어깨 결림을 줄일 수도 있다. 다음은 혈액 흐름을 개선하는 음식 궁합이다.

① 문어와 양파

문어는 혈압을 떨어뜨리고 심장에서 보내는 혈액을 늘리는 타우린이라는 영양소가 풍부하다. 혈액을 맑게 하는 작용이 있는 황화알릴이 풍부한 양파를 곁들여 먹으면 혈액 흐름이 더욱 빠르게 개선된다. 이탈리안 레스토랑의 메뉴판에 등장하는 문어 카르파치오가 바로 문어와 양파를 조합한 요리다.

② 아몬드와 풋콩

아몬드와 풋콩은 술안주의 단골 메뉴다. 아몬드에 들어 있는 비타민 E는 모세혈관을 확장해 혈액 흐름을 개선함으로써 산소와 영양분을 전신에 효율적으로 운반한다. 풋콩에는 기초대사를 높이는 비타민 B_1이 많이 들어 있으므로 이 둘을 조합해서 먹으면 어깨 결림이나 목 결림이 개선될 것이다. 참고로 술도 혈액순환을 촉진하는 데 도움이 되지만 과음은 좋지 않다.

③ 마늘과 올리브오일

마늘에는 혈액 흐름을 개선하는 황화알릴이 풍부하다. 올리브오일은 아몬드와 마찬가지로 비타민 E가 풍부하며 산소를 근육으로 운반하는 데 도움을 준다. 페페론치노 등의 고추를 조합한 메뉴는 노폐물을 배출하는 효과도 기대할 수 있다.

04
편안한 잠으로 유도하는 음식 궁합

수면과 식사는 뗄 수 없는 관계!

잠을 깊이 못 자거나 수면 부족 상태가 지속되면 누구나 일상적으로 피로를 느낀다. 우리가 잠을 자는 동안에는 성장호르몬이 분비되어 세포를 복구한다. 그 능력이 저하되면 당연히 피곤해진다. 규칙적인 생활과 쾌적한 환경 등 숙면에 적합한 환경을 조성하고, 마음을 안정시키는 음식을 먹고 몸을 따뜻하게 해주며 편안한 수면으로 이끄는 음식을 선택해 양질의 수면을 하도록 하자.

① 달걀과 우유

우유에 들어 있는 칼슘이 마음을 안정시키면 필수아미노산인 트립토판이 멜라토닌이라는 수면을 유도하는 호르몬 분비를 촉진한다. 또 달걀의 단백질은 칼슘 흡수율을 높인다. 잠자기 전에 따뜻하게 데운 우유를 마시면 좋다.

② 생강과 꿀

생강에는 혈액 순환을 촉진하고 몸을 따뜻하게 하는 진게롤이라는 성분이 들어 있다. 몸을 따뜻하게 해서 숙면을 유도하는데 여기에 진정작용을 하는 마그네슘이 많은 꿀을 추가하면 더 효과적이다.

③ 보리밥과 차조기

보리밥과 차조기에 함유된 칼슘은 초조함과 짜증을 억제하고 스트레스와 노이로제를 완화한다. 스트레스로 잠들지 못하는 날이 이어지면 저녁밥에 넣어서 먹어보면 어떨까.

잠을 자는 동안에는 음식을 먹지 않으므로 반드시 공복이 된다. 이것이 인슐린의 정상적인 작용을 촉진하고 지방이 붙지 않는 상태를 만들어준다. 피로 회복은 물론 비만을 예방하기 위해서라도 이 궁합을 활용해 편안한 잠을 자자.

05

식초의 힘으로 체내의 오염물질을 씻어내자

만두를 식초에 찍어 먹는 이유

중화요리점 테이블에는 소스와 간장, 식초병이 놓여 있다. 만두는 식초에 찍어 먹어야 제 맛이라는 사람도 꽤 많다. 실은 식초의 효과를 생각해도 중화요리처럼 기름진 메뉴와 식초를 조합하는 것은 합리적이다. 입 안을 깔끔하게 해줘서 음식이 더 맛있게 느껴지기 때문이다.

식초는 맛뿐 아니라 미용과 건강 면에도 효과적이다. 천연 양조식초에는 양질의 아미노산이 듬뿍 들어 있다. 소화흡수력을 높일 뿐 아니라 피로 회복 효과도 있다. 비타민 C와 칼슘의 흡수력을 높이므로 효율적으로 영양을 공급할 수 있다. 스트레스 해소 효과도 있다. 또 함께 먹는 식품의 영양소가 파괴되는 것을 방지하는 힘도 갖고 있다.

집안일을 하는 사람이라면 식초로 주방의 기름때를 제거할 수 있다는 걸 알 수도 있겠다. 식초는 강산성이므로 기름때 같은 알칼리성 오염물질을 중화시킨다. 이와 같은 일이 우리 몸에서도 일어난다. 기름은 물론 내장과 혈관, 세포와 같은 곳에 눌어붙은 탄수화물도 식초가 씻어내려 준다.

　지방을 분해할 때 작용하는 리파아제라는 효소를 활성화시키는 것
도 식초의 힘이다. 닭날개를 식초로 조린 요리는 식초의 특성을 잘 살
린 조리법이다.

　맛도 있고 건강과 미용에도 좋은 식초. 드레싱이나 식초에 절인 메뉴
뿐 아니라 음료나 요리, 청소까지 다양하게 활용하면 좋다.

콩에 함유된 펩타이드로 기초대사를 높인다

일식 재료에는 펩타이드가 듬뿍

피로 회복 효과를 기대할 수 있는 영양소로 콩 펩타이드라는 이름을 들은 적이 있는가? 단백질이 체내에 들어가면 소화효소에 의해 분해되고 아미노산이 되어 흡수된다. 이 아미노산이 여러 개 결합된 것을 펩타이드라고 한다.

콩에서 생성되는 펩타이드를 콩 펩타이드라고 한다. 콩 펩타이드는 체내 흡수 속도가 빠르며 단시간에 아미노산을 보급할 수 있는 것이 큰 장점이다. 운동으로 생긴 근육통을 완화하고 피로를 신속히 풀어준다. 기초대사를 높여서 체지방을 효율적으로 태우는 효과도 있다.

또한 뇌의 스트레스를 감소시키는 것도 장점이다. 일이나 공부로 뇌가 지치면 집중력이 떨어지는데 이럴 때 회복 효과를 기대할 수 있다. 기초대사를 높여 안정 시의 소비 에너지를 증대하므로 요요현상을 방지할 수 있고 다이어트를 하는 사람에게도 좋다.

콩 펩타이드는 콩으로 만든 발효식품에 많이 함유되어 있으므로 낫토나 된장, 간장 등으로 섭취할 수 있다. 두부나 두유 등 발효하지 않은 콩 제품도 물론 괜찮다. 단백질이 체내에서 소화효소에 의해 분해되면 콩 펩타이드로 체내에 흡수된다.

다만 조미료나 식품으로는 효율적으로 섭취할 수 없다. 제대로 된 피로 회복 효과를 원한다면 건강보조식품이나 건강기능식품을 이용하는 것도 좋다.

07

구연산의 킬레이트 효과로 몸을 깨끗하게

미네랄을 효율적으로 흡수한다

인간이 살아가는 데 빼놓을 수 없는 것이 철분이나 칼슘으로 대표되는 미네랄이다. 몸에는 5000 종류가 넘는 효소가 있는데 그 효소의 작용과 밀접하게 관련된 것이 미네랄이다. 치아와 뼈, 혈액, 호르몬을 생성하고 세포를 정상적으로 유지하는 역할도 한다. 미네랄과 더불어 중요한 영양소가 비타민류인데 이것들을 흡수할 때도 미네랄이 깊이 관여한다.

하지만 현대인의 식생활로는 아무래도 미네랄이 부족해지기 쉽다. 미네랄을 섭취해도 일부만 흡수되기 때문에 실제로는 양이 충분하지 못하다. 그 결과 미네랄을 섭취하는데도 항상 몸이 나른하고 피곤하다고 느끼기도 한다.

미네랄 흡수율을 높이려면 레몬이나 식초, 소금에 절인 매실(우메보시) 등에 함유된 구연산을 함께 섭취하자. 그대로는 흡수되기 어려운 미네랄을 감싸서 흡수되기 쉬운 상태로 만들어주는 '킬레이트 효과'를 기대할 수 있다. 초절임에 멸치를 넣거나 우유에 레몬즙을 떨어뜨리는 것도 좋은 방법이다.

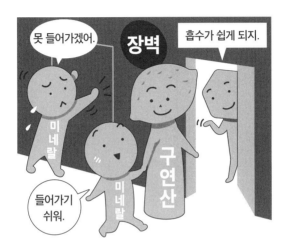

08

찐 요리는 노화 방지에 효과적이다

맛있고 건강하게 피로 회복

채소나 고기, 생선과 같은 재료를 물을 끓여서 낸 수증기로 가열하는 '찜 요리'. 단순한 방법으로 재료의 원래 맛을 끌어낼 수 있어서 인기가 많은데, 건강이라는 면에서 봐도 대단히 뛰어난 조리법이다. 기름을 사용하지 않고 조리할 수 있을 뿐 아니라 재료의 기름을 제거해주기 때문에 영양소가 파괴되지 않으면서도 날것보다 훨씬 부드럽고 소화도 잘 된다. 제철 채소를 쪄서 취향에 맞는 양념에 찍어 먹어도 맛있다.

찜 요리는 종말당화산물Advanced Glycation End-product, AGE이라는 단백질과 당이 가열되어 생긴 물질을 만들지 않는다는 장점도 가졌다.

AGE는 굽거나 튀기거나 태우는 조리법에서 발생한다. 예를 들어 갈색으로 탄 핫케이크 표면에는 AGE가 있다. 이런 성분을 장기간 섭취하면 강한 독성이 체내에 서서히 축적되어 주름이나 기미, 골다공증과 백내장 같은 노화 현상이 나타난다.

찌는 조리법을 선택하고 레몬이나 라임, 식초 등 산성 재료를 활용하면 AGE를 줄일 수 있다. 조리법을 이용해 노화를 방지하자.

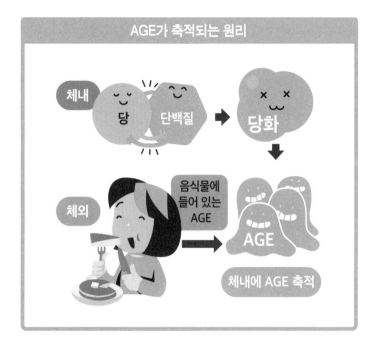

AGE가 축적되는 원리

체내
당 + 단백질 → 당화

체외
음식물에 들어 있는 AGE → AGE
체내에 AGE 축적

09

술지게미로 맛있고 건강하게

단순한 찌꺼기가 아닌 술지게미의 힘

술지게미(주박)는 술을 빚은 뒤에 술을 짜내고 남은 찌꺼기다. 이 술지게미를 그저 찌꺼기라고 생각하면 큰 착각이다. 영양이 풍부하고 피로 회복에도 효과가 있는 식품으로 주목을 받고 있다. 예전에는 처치 곤란한 것으로 취급받기도 했지만, 지금은 인기가 많아서 곧바로 품절된다고 한다. 그런 술지게미의 매력을 소개하겠다.

술지게미는 단백질과 비타민 B_2가 풍부하다. 단백질은 체내에서 아미노산이 되어 피로를 풀어주며 비타민 B_2는 단백질, 지방, 당분을 대사해서 젖산 등의 피로 원인 물질을 제거한다. 달콤한 감주를 만들어서 마시면 포도당도 섭취할 수 있으며 뇌의 피로를 신속히 풀어주고 영양을 공급한다. 자연 소재이면서도 영양 음료가 되는 것이다.

추운 계절에도 몸을 따뜻하게 덥혀주고 혈액 순환 촉진과 어깨 결림 해소에도 효과적이다. 수족냉증을 비롯해 다양한 병을 예방해준다.

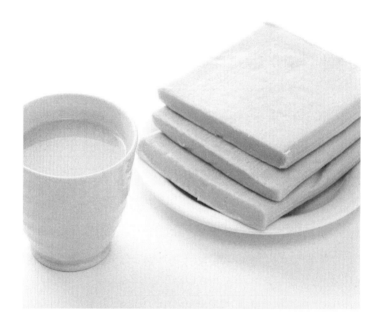

10

눈이 피곤할 때는 건포도

현대인이 피할 수 없는 안정피로

회사에서는 하루 종일 컴퓨터 모니터를 보고 이동할 때는 스마트폰을 확인한다. 집에 와서는 태블릿 PC로 인터넷서핑을 하거나 게임에 열중한다. 이렇게 매일 눈을 혹사해서 눈이 침침하거나 건조하거나 뻑뻑한 안정피로에 시달리는 사람이 적지 않다. 화면을 보는 시간을 줄이고 눈을 쉬게 하는 게 가장 좋지만 업무상 PC를 사용하지 않을 수가 없다. 과로나 수면 부족, 스트레스로 피곤해지기 쉬운 눈을 보살피려면 어떻게 해야 할까?

피곤한 눈을 음식으로 관리하려면 건포도가 좋다. 포도의 진한 보라색은 폴리페놀의 일종인 안토시아닌이라는 성분이다. 이는 식물이 강한 햇볕으로부터 자신을 지키기 위해서 만드는 색소이며 망막세포의 재생성을 지원한다. 정상적인 작용을 지속할 수 있게 도와주는 것이다.

또한 포도는 강력한 항산화 작용을 한다. 앞서 말한 안토시아닌과 함께 비타민 C와 비타민 E가 풍부하며 효율적으로 섭취할 수 있다. 안정

피로는 물론 전신의 피로 회복에도 효과적이다.

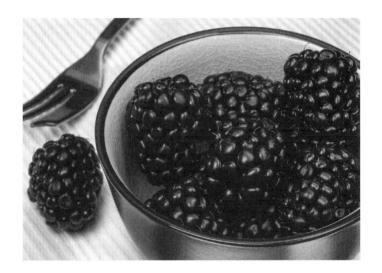

11

단식으로 소화기관을 쉬게 해서 피로 회복

내장은 뜻밖에도 지쳐 있다

일상생활을 하다 보면 알아차리기 어렵지만 내장이 소화흡수 작용을 하려면 상당한 에너지가 필요하다. 삼시 세끼를 꼬박꼬박 챙겨 먹을 경우, 소화흡수에 쓰이는 에너지를 합치면 마라톤에 출전할 정도의 에너지가 필요하다. 현대인은 어떤가 하면 과식으로 실제로는 더 많은 에너지를 사용하는 사람도 많을 것이다.

사람이 아파서 병원에 가면 '식사를 하지 않으면 병이 낫지 않습니다'라는 말을 듣는데 이것은 영양부족이었던 시대의 이야기다. 영양 과다인 현대에서는 다소 음식을 먹지 않아도 건강에 큰 영향을 미치지 않는다. 오히려 항상 과로 상태인 위장을 쉬게 하고 소화흡수에 이용되었던 에너지를 피로 회복에 돌리는 것이 좋을 정도다.

그럴 때 권하는 것이 단식이다. 완전히 절식을 하는 것이 아니라 일정 기간 동안 효소 음료 등 비타민이나 미네랄을 함유한 음료만 섭취하며 지내는 것이 최근의 방식이다.

단식을 하면 소화기관을 쉬게 하므로 피로 회복에 에너지를 쓸 수 있다. 체내에 축적한 노폐물을 배출할 수도 있다. 단식을 했더니 몸 상태가 좋아졌다는 사람이 많다. 변비가 나아지고 피부에 윤기가 돌면서 '피로에 찌든 모습'도 개선된다. 주말에만 하는 미니 단식 등 시도하기 쉬운 것부터 시작하면 어떨까.

단식이나 미니 단식은 본인이 생각하는 대로 했다가 건강을 해칠 수 있다. 전문서적을 참고하거나 클리닉의 지도를 받아서 올바른 방법으로 해야 한다.

카카오 80%의 초콜릿으로 뇌를 활성화한다

피곤해지기 '전'에 섭취하는 것이 포인트

공부나 일로 피곤하거나 집중력이 떨어졌을 때는 단것이 먹고 싶어
지기 마련이다. 하지만 피곤할 때 단것을 먹으면 충동적으로 많이 먹
게 된다. 과자를 한 개 두 개 집어 먹다 보면 어느 새 과자봉지가 텅 비
어 있다.

뇌의 기능을 강화하면서 당분을 지나치게 섭취하지 않도록 하려면
피곤해지기 '전'에 먹는 것이 중요하다. 그래야 뇌의 피로를 예방해서
지치지 않은 상태를 유지할 수 있다. 오후 3시에 초콜릿과 견과류를 먹
는 것도 좋다. 카카오 80% 이상의 초콜릿이면 뇌를 활성화하는 효과
도 기대할 수 있다.

2장

노화를 방지해
면역력을 강화하는
식사법

01

체내당화를 예방해 노화를 막는다

탄수화물 과다 섭취로 노화가 진행되는 이유

항노화(안티에이징)에 관해 산화와 비슷한 정도로 최근 주목받는 키워드가 '당화'다. 탄수화물에 들어 있는 당은 뇌의 유일한 에너지원이며 몸을 움직이는 데 필요불가결한 영양소이지만 과다 섭취하면 비만이 되는 등 여러 가지 폐해가 나타난다는 점도 알고 있을 것이다. 노화도 그중 하나다. 에너지로 소모되지 못해 남은 당은 체내의 단백질과 결합해 AGE라는 노화 촉진 물질을 생성한다. AGE가 대량으로 생성되어 몸에 해를 끼치는 상태를 당화라고 한다. AGE의 특징은 강한 독성을 지니고 있다는 것이다. 피부가 처지거나 거무스름하게 되는 노화현상을 유발하고 동맥경화, 골다공증, 백내장, 알츠하이머 등 여러 질환에도 관여한다. 값비싼 화장품이나 약으로 해결하려고 하기보다는 일단 당화를 방지하는 식생활을 하는 것이 중요하다.

당화를 막으려면 단것뿐 아니라 당질이 많이 들어 있는 밥이나 빵, 면류 등의 탄수화물을 삼가야 한다. 식생활을 개선하는 것이 핵심이라

할 수 있다. 또 시금치나 소송채 등의 잎채소는 최강의 항당화식품이다. 탄수화물은 거의 없으며 식이섬유가 풍부하므로 혈당치가 급상승하는 것을 억제한다. 당화는 혈당치와도 강한 관련이 있으며 혈당치가 급상승하면 당화 반응도 강하게 나타난다.

혈당치 상승 정도를 나타내는 지표로 GI수치가 있다. 혈당치를 높이지 않는 저GI식품(콩류, 버섯 등)을 골라서 먹거나 식사를 할 때 채소를 가장 먼저 먹고 고기와 생선, 탄수화물 순으로 먹도록 하자. 혈당치는 식후 1시간 정도 지나면 오른다는 것을 염두에 두고 운동하는 것도 좋다.

중년 남성에게는 서양배를 닮은 체형이 많이 나타난다. '나이를 먹었더니 배가 나왔네……'라고 변명하는 사람도 많겠지만 그것은 명백한 오해다. 내장지방이 쌓이는 것은 나이를 먹어서가 아니라 밥이나 빵, 면류 등 탄수화물을 과다 섭취한 것이 원인이다. 그리고 배 둘레에 지방이 지나치게 축적되면 질병에 걸릴 뿐 아니라 노화를 앞당긴다.

내장지방에는 에너지를 저장해 장기를 지키는 좋은 측면도 있다. 하지만 최근 연구에서는 내장지방이 복잡한 호르몬 분비 기능을 갖고 있다는 것도 밝혀졌다. 고혈압이나 당뇨병 등을 예방하는 아디포넥틴 Adiponectin이나 식욕을 억제하는 렙틴 등 착한 호르몬을 분비하기도 하지만, 혈당치를 올리거나 혈전이 쉽게 생기게 하는 나쁜 호르몬도 분비한다. 내장지방이 적당하면 착한 호르몬과 나쁜 호르몬의 균형이 잘 잡혀 있겠지만 내장지방이 지나치게 붙으면 나쁜 호르몬이 과도하게 분비되고 만다.

이 호르몬은 체내에서 과도한 염증을 일으키기도 한다. 원래 염증은 몸이 자신을 지키기 위한 반응이다. 자연스러운 생리적 반응이며 결코 나쁘기만 한 것은 아니다. 일정 기간이 지나면 회복하기 때문이다. 다만 염증을 통제할 수 없거나 장시간 지속되면 어떻게 될까. 염증은 몸을 지켜주기는커녕 세포 기능을 저하하고 파괴하는 유해물질을 생성하기 시작한다. 이것이 동맥경화를 비롯한 몸의 노화를 촉진한다.

또한 내장지방 자체가 염증을 일으키며 그 지방세포는 비정상적 염증성 물질을 대량으로 만들어낸다. 이것이 간으로 운반되면 비정상적 단백질을 만든다. 내장지방이 많은 사람일수록 혈액에 염증 신호나 비정상적 단백질이 증가하는 이유다. 나아가 인슐린 작용도 둔화시킨다. 그렇게 되면 점점 살이 찌기 쉬운 몸이 된다. 배가 좀 나왔을 뿐이라고 대수롭지 않게 넘어가지 말고 자신이 하루에 탄수화물을 얼마나 섭취하는지 확인해보자.

02

항산화 성분으로 노화와 질병을 예방한다

친숙한 식재료에 들어 있는 항산화작용 성분들

숨을 쉬어서 체내에 들어간 산소는 영양소와 결합해 에너지를 만들어낸다. 그때 쓰이지 않은 산소가 산화해 활성산소로 변하고 세포가 정상적으로 활동하지 않게 됨으로써 노화와 질병이 발생한다. 활성산소는 이른바 몸의 녹이나 마찬가지다. 녹을 방지해주는 것이 항산화작용(산화를 억제하는 작용)이 강한 성분이다. 그 대표주자가 '젊음의 비타민'이라는 별명이 붙은 비타민 E인데 아보카도와 견과류에 많이 들어 있다. 비타민 C와 함께 섭취하면 항산화작용을 더욱 활성화하므로 비타민 C가 풍부한 감귤류나 브로콜리 등과 함께 먹자. 또 돼지고기에 함유된 칼슘과 닭가슴살에 많이 들어 있는 안세린anserine이라는 성분도 강한 항산화작용을 한다. 비타민 E가 미처 제거하지 못한 산화물질도 없애주니 그야말로 일석이조다.

비타민 C와 비타민 E와 함께 돼지고기나 닭가슴살을 먹으면 더 강력한 항산화작용을 기대할 수 있다.

몸의 산화 구조

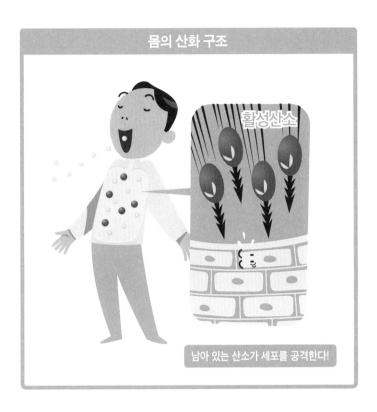

활성산소

남아 있는 산소가 세포를 공격한다!

채소, 발효식품, 연어로 세포에 활력을

노화가 싫다면 채소를 먹자

우리는 호흡을 통해 산소를 체내에 들여보낸다. 체내에 들어간 산소의 90% 이상이 미토콘드리아라는 세포 소기관에 쓰이고 성장이나 생존을 위한 에너지가 생성된다. 이때 연소 가스와 같은 형태로 만들어지는 것이 활성산소다. 그 밖에 자외선이나 방사선을 쐬거나 흡연을 해도 활성산소가 생성된다.

활성산소는 비타민 C를 파괴하고 멜라닌을 증가시키므로 피부의 기미나 착색과 직결하는 미용의 적이기도 하다. 이것을 억제하는 것이 '항산화물질'인데 비타민 C를 비롯해 A와 E, 베타카로틴 등을 들 수 있다. 또 채소에 많이 함유된 피토케미컬phytochemical은 활성산소를 해독하는 SOD 효소super oxide dismustase를 활성화한다. '피토'는 그리스어로 식물을 의미한다. 채소에서는 면역력과 항산화작용을 강화하는 성분이 1000개 이상 발견되었다. 토마토에 함유된 리코펜이나 차와 블루베리, 레드와인에 함유된 폴리페놀은 여러분도 많이 들어보았을 것이다. 아직 발견되지 않은 성분이 여전히 많다고 한다.

편의점 도시락이나 외식을 즐기는 사람은 아무래도 영양소를 골고루 섭취하기 어렵다. 채소와 과일 중에서도 특히 피토케미컬이 많은 식품을 기억해두면 식당에서 메뉴를 고를 때 도움이 될 것이다. 피토케미컬이 많이 함유되고 저칼로리인 메뉴를 선택하자. 노화를 방지하고 싶다면 녹황색채소나 시금치 등이 좋다. 음료는 녹차가 좋다.

채소와 과일에 함유된 피토케미컬

식품명	대표 성분	효과
브로콜리	설포라판	암 예방
토마토	리코펜	암, 스트레스 예방
울금(우콘)	쿠루쿠민	뇌 활성화
무	이소티오시아네이트	면역력 강화
레드와인	레스베라트롤	심장, 혈관의 노화 예방
녹황색채소	클로로필	피부 노화 방지
당근	베타카로틴	암, 동맥경화 예방
블루베리	안토시아닌	눈의 노화 방지
바나나	오이케놀	면역력 강화
녹차	카테킨	동맥경화, 혈전 예방
시금치	루틴	눈의 노화 방지
양파	황화알릴	혈전 예방, 디톡스
토란	뮤신	혈당치 상승 억제

항산화력이 기대되는 음식에는 발효식품도 들어간다. 낫토는 콩의 이소플라본이 동맥경화와 지질 이상 증상을 예방하고 시오코지*에는 활성산소를 중화하는 힘이 있다. 술자리에서는 레드와인을 선택하자. 피토케미컬의 일종인 폴리페놀이 풍부하며 혈액 중의 나쁜 콜레스테롤이 산화하는 것을 막아준다.

강한 항산화력을 가진 재료 중 꼭 기억해둬야 할 것이 연어다. '살몬 핑크'라는 이름이 있을 정도로 선명한 연분홍색이 특징인데 이것은 아스타잔틴이라는 카로티노이드(색소) 때문이다. 게나 새우의 밝은 색도 같은 아스타잔틴이며 원래는 해조류에 있는 색소다. 크릴새우가 해조류를 먹고 그 크릴새우를 연어와 새우가 잡아먹어서 몸이 붉은색을 띠게 된다.

아스타잔틴은 대단히 강한 항산화력으로 활성산소를 제거하고 혈중 콜레스테롤의 산화를 방지하며 동맥경화를 예방한다. 항산화물질 중 하나로 비타민 E가 있는데 아스타잔틴의 항산화력은 이것의 500배나 된다. 토마토의 리코펜보다 강력하고 카로티노이드 중에서도 최강이다. 뇌의 염증을 억제하고 손상된 뇌세포를 복구하는 작용도 한다.

연어는 산란을 위해 고향으로 거슬러 올라가는 생태로도 잘 알려져 있다. 강의 흐름을 거스르며 상류를 향할 때의 운동량은 상상을 초월

---

* 누룩, 소금, 물을 섞어 발효·숙성시킨 일본의 전통 조미료.

한다. 이때 몸의 손상을 막아주는 것이 아스타잔틴이라고 한다.

연어를 고를 때는 자연산이 가장 좋다. 양식 연어를 먹을 때는 자연산에 가까운 상태로 키우는 스코틀랜드산을 선택하자.

04

깨, 토마토, 브로콜리의 강력한 항산화작용

일상의 식재료로 노화를 차단하자

채소에는 많은 피토케미컬이 존재하며 강한 항산화력을 발휘한다. 그중에서도 손쉽게 접할 수 있는 대표 주자가 깨, 브로콜리, 토마토다. 저렴하고 어디에서나 판매하는 이 재료를 일상생활에서 적극적으로 이용해 노화를 알지 못하는 몸을 만들어보자.

101세라는 고령에도 산악스키를 해서 유명한 스키선수 미우라 게이조(三浦 敬三). 스키를 하면 산에서 강렬한 자외선을 받게 되는데 그의 피부에는 기미 하나 없었다고 한다. 자외선 차단제도 사용하지 않고 어떻게 젊은 피부를 유지할 수 있었는지 신기한데 그 비밀은 식사에 있었던 것 같다. 그는 자신이 고안한 검은깨, 콩가루, 요구르트로 만든 음료를 마셨다고 한다. 참깨에는 고마리구난이라는 항산화물질이 들어 있어서 노화 방지에 효과적이다. 세사민, 세사미놀이라는 성분도 고마리구난의 일종이며 참깨뿐 아니라 참기름에도 많이 들어 있다. 미우라 게이조 선수도 분명 참깨를 비롯한 건강한 식사에서 자외선에 대한 강한 저항력을 매일 얻었을 것이다. 아름다운 피부를 원하는 여성에게 특히 유용한 정보다.

또한 샐러드 등 다양한 채소 요리로 활용되는 것이 토마토와 브로콜리다. 이 둘은 항산화력이 높고 다양한 방식으로 활용할 수 있어서 좋다.

토마토에 들어 있는 리코펜은 강한 항산화력을 보이므로 노화 방지 및 암과 스트레스 예방에 효과적이다. 리코펜 함유량이 높은 특별한 토마토도 시판되고 있는데, 가게에서는 진한 빨간색인 것을 고르면 된다. 또한 상대적으로 껍질 비율이 높은 방울토마토를 먹으면 적은 양으로 많은 리코펜을 섭취할 수 있다.

생토마토보다는 토마토주스나 토마토 통조림, 토마토퓨레를 먹을 때 효율적으로 리코펜을 섭취할 수 있다. 기름과 함께 조리하면 흡수력을 높이므로 샐러드뿐 아니라 토마토소스, 토마토 수프, 데친 토마토 등 다양한 요리에 활용하면 좋다. 오래 보존할 수 있고 가격도 비싸지 않은 편이므로 집에 상비해두자.

브로콜리에는 무려 200 종류 이상의 피토케미컬이 들어 있다. 브로콜리에 들어 있는 유황화합물은 체내에서 설포라판이라는 물질로 변한다. 강한 해독력과 황산화력을 갖고 있으므로 암세포를 억제하는 데 필요한 효소를 활성화한다. 발암물질의 독소를 빼주는 것이다. 그 밖에 비타민C와 카로틴, 암 예방에 효과적인 이소티오시아네이트 등 건강을 지켜주는 피토케미컬이 풍부하다. 데칠 때는 단시간에 빨리 조리해서 비타민 C가 파괴되지 않도록 하자. 브로콜리 몸통 부분에도 영양소가 많으므로 버리지 말고 요리에 활용하자.

참고로 브로콜리의 싹인 브로콜리 새싹에는 더 많은 설포라판이 들어 있다. 해독 효소의 효과가 대단히 강해서 한 번 먹으면 3일 정도 유지된다고 한다. 주 2회 정도 먹으면 되는 점은 바쁜 일상을 사는 현대인에게 반가운 소식이다. 샐러드에 곁들이거나 스무디에 넣어도 효과적으로 섭취할 수 있다.

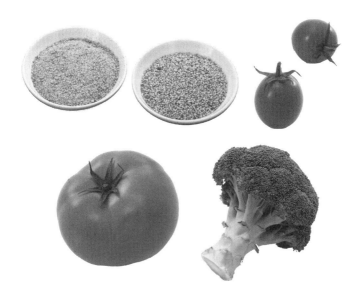

디톡스 식품으로 혈액을 맑고 깨끗하게

축적된 유해물질을 해독한다

항산화력이 높은 식품을 섭취하는 것도 좋지만 우리 몸에 서서히 축적되는 유해물질을 배출하는 것도 그에 못지않게 중요하다.

그럴 때는 디톡스(해독 작용)에 효과적인 채소가 도움이 된다. 예를 들어 황화알릴은 당근, 생강, 대파, 양하, 양파 등에 함유된 성분으로 비타민 B_1의 흡수를 촉진하고 혈액을 맑게 하며 체내의 독소도 깨끗이 배출해준다. 날것으로 먹을 때는 물에 너무 오래 담그지 않도록 하자.

특히 마늘은 '밭에서 나는 항생물질'이라고 불릴 정도로 강한 살균력을 갖고 있다. 또 양하는 이뇨작용과 발한작용, 배변작용도 기대할 수 있으므로 디톡스 효과가 대단히 크다.

구연산에는 수은, 납, 카드뮴 등 유해 중금속을 체내에서 포획하여 배출하는 '킬레이트 효과'가 있다. 그러므로 포도와 레몬, 우메보시 등을 정기적으로 섭취하도록 하자.

마찬가지로 킬레이트 효과는 양파와 브로콜리에 들어 있는 케르세틴*, 앞서 말했던 황화알릴에서도 기대할 수 있다. 노화와 피로가 신경 쓰인다면 이런 식자재를 적극적으로 섭취하면 좋다.

디톡스 식품과 효과

식품명	효과
고춧가루	발한, 이뇨, 대사 촉진
마늘	해독, 살균
대파	해독
생강	발한, 이뇨, 배변, 해독
부추	해독
양화	해독
포도	킬레이트 효과
코리앤더	해독
로즈마리	해독
타임	해독

---

* 과일, 채소, 곡물에 존재하는 천연 화합물로 만성 질환과 관련된 활성산소를 제거하는 데 효과적이다.

06
무즙으로 젊음을 되찾는다

영양이 풍부한 항노화 엑기스

꽁치구이나 시라스 오로시[※] 등 다양한 요리에 쓰이는 간 무. 일본에는 '간 무를 먹으면 의사가 필요 없다'라는 속담이 있을 정도로 예부터 민간요법으로 약효를 인정받은 식품이다. 간 무 자체에도 영영가가 있지만 무심코 버리기 쉬운 무즙에도 비타민C나 소화효소인 디아스타아제 등 다양한 영양소가 들어 있다. 영양제라고 해도 좋을 정도이므로 그냥 버리기에는 아깝다.

후쿠시마 현 아이즈의 향토요리인 '다카토소바'는 무즙에 간장이나 구운 된장을 넣고 그것을 소스 삼아 국수를 먹는다. 영양이라는 관점에서 보면 무의 영양을 남김없이 먹는다는 의미에서 무척 훌륭한 조합이라고 할 수 있다. 효소는 가열하면 효과가 없어지기 때문에 갈아서 만든 즙은 차가운 채로 먹는 것이 가장 좋다. 그대로 먹기 힘들다는 사람

※ 찐 잔멸치 위에 간 무를 얹어서 먹는 요리.

은 간장이나 사과주스를 넣으면 훨씬 부드럽게 넘어갈 것이다.

요즘은 무를 갈면 생성되는 이소티오시아네이트라는 매운맛 성분이 주목받고 있다. 와사비의 매운맛 성분 중 하나이기도 하며 강한 살균력이 있고 혈전 예방과 면역력·소화력 향상, 암세포 발생과 전이를 억제하는 효과가 있다는 것이 밝혀졌다. 일상생활에서 자주 섭취하면 고혈압과 당뇨병 개선도 기대할 수 있다.

이소티오시아네이트는 무 껍질과 뿌리 부분에 많이 함유되어 있다. 그 부분을 껍질째로 먹거나 얇게 껍질을 벗긴 다음 무를 갈면 효율적으로 섭취할 수 있다. 휘발성이 있으므로 먹기 직전에 갈자.

07

아름다운 피부를 만들어주는 식재료와 발효식품

탄수화물 과다 섭취가 피부 노화를 촉진한다

아름다운 피부를 원하는 여성은 자외선과 건조함을 경계한다. 둘 다 피부를 크게 손상시키는 요인인 것은 맞다. 하지만 그보다 더 크게 손상시키는 것이 '당화'라는 현상이다.

당화는 단백질이 당과 결합하는 현상을 말하는데 당화가 진행되면 'AGE'라는 노화 촉진 물질이 생성되고 체내에 차곡차곡 쌓인다. 그러면 단백질과 지방이 손상된다. 우리 몸은 머리카락부터 손톱, 피부, 근육, 혈관 등 모든 것이 단백질로 이루어져 있으므로 이것들이 점점 쇠약해진다. 또 피부가 탄력을 잃어서 처지거나 주름이 생기고 누렇게 떠서 고민하게 된다.

더욱 곤란한 것은 AGE가 피부 재생능력을 저하시키는 등 새로운 세포를 생성하는 시스템을 교란시킨다는 것이다. 노화는 인간으로서 자연스러운 일이지만 탄수화물과 단것을 과다 섭취해서 당화가 진행되면 더 심각해진다고 할 수 있다.

아름다운 피부를 유지하려면 양질의 단백질을 충분히 섭취해서 콜라겐 생성을 촉진해야 한다. 콜라겐이 풍부한 닭날개나 돼지갈비(스페어립), 말린 상어 지느러미를 먹는 것도 좋다. 단백질을 효율적으로 흡수하려면 발효식품을 함께 먹도록 하자.

예를 들어 콩을 사용한 된장, 낫토 등은 발효 단계에서 단백질을 분해, 흡수력을 좋게 하는 작용을 하므로 아름다운 피부를 유지하는 데 효과적이다. 한국의 전통주인 막걸리도 추천한다. 유산균과 식이섬유가 풍부해서 피부 미용 효과에 발군이다.

08

건강하고 아름다운 피부를 만드는 조합

맛있게 먹고 아름다워진다

아무리 피부 관리나 화장품에 돈과 시간을 들여도 피부 자체가 건강하지 않으면 큰 효과를 보지 못한다. 내부에서도 충분히 관리해서 건강한 피부를 만들자. 아름다운 피부를 위한 효과적인 음식 조합을 소개하겠다.

① 파프리카와 포도

자외선을 쬐면 피부 안쪽에서 멜라닌 색소가 생성되고 기미와 주근깨가 생긴다. 이것을 억제하는 효과가 있는 것이 비타민C다. 채소와 과일에 많이 들어 있는 비타민C이지만 파프리카는 대표적인 식재료라고 할 수 있다.

비타민C의 흡수율을 높이는 강력한 아군이 비타민P다. 포도를 비롯한 감귤류에 많이 함유되어 있으므로 샐러드나 스무디 등으로 함께 먹으면 좋다.

② 강낭콩과 아몬드

성인에게 생기는 여드름이나 거친 피부에 시달린다면 비타민 B_2가 효과적이다. 피부의 점막을 보호하고 피지 분비를 조정하는 효과가 있으므로 몸 내부에서 여드름이나 거친 피부에 도움을 준다. 비타민 B_2가 풍부하고 항산화작용이 강한 강낭콩을 추천한다. 비타민 E에 듬뿍 들어 있는 참깨와 함께 먹으면 아름다운 피부를 만드는 효과를 더욱 기대할 수 있다.

③ 감자와 아몬드

비타민 C는 멜라닌 색소를 억제할 뿐 아니라 콜라겐 생성에도 한몫한다. 감자에는 비타민 C가 많이 들어 있고 가열해도 파괴되지 않는 장점이 있다. 항산화작용으로 젊은 피부를 유지하게 해준다. 비타민 E를 함유한 아몬드와 함께 먹으면 좋다.

09

식사를 할 때는 여러 번 씹어서 젊어지는 호르몬을 방출한다

한 번에 30번을 기준으로 최대한 많이 씹는다

꼭꼭 씹어 먹으면 침이 많이 분비되어 파로틴이라는 호르몬이 분비된다. 파로틴은 성장호르몬의 일종으로 뼈와 치아의 재석회화를 돕고 피부의 신진대사를 촉진하는 항노화 효과를 가졌다. 또 파괴된 조직을 복구하는 작용도 하므로 백내장과 갱년기 장애 치료제로도 쓰인다. 파로틴 분비를 촉진하려면 한 번에 30번을 기준으로 최대한 많이 씹어야 한다. 이때 한쪽으로만 씹으면 얼굴의 좌우대칭이 어긋날 수 있으므로 좌우 양쪽으로 골고루 씹자. 죽이나 면류, 음료를 마시면서 하는 식사도 입에 넣자마자 삼키기 쉽고 씹는 횟수가 줄어드니 자주 먹지 않도록 하자.

침은 귀밑샘, 혀밑샘, 턱밑샘의 세 곳에서 분비되는데 파로틴은 귀밑샘에서 분비되는 침에만 함유되어 있다. 침은 긴장을 풀고 편안한 상태에서 더 잘 분비되므로 귀밑샘이 있는 귓불 아래쪽을 마사지하면 좋다. 또한 꼭꼭 씹으면 입 주변의 근육이 단련되어 처짐과 팔자주름을 방지할 수 있다. 그뿐인가. 음식을 씹었을 때 분비되는 침이 소화를 돕는다. 당질이 분해되어 포도당이 되고 만복 중추가 자극되기 때문에 과식을 방지하는 효과가 있으며 당뇨병이나 대사증후군 예방에도 대단히 좋다.

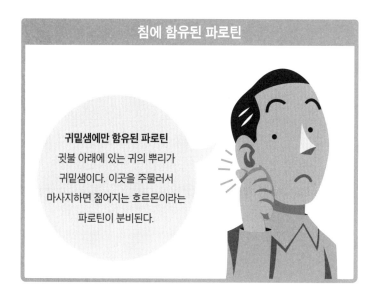

침에 함유된 파로틴

귀밑샘에만 함유된 파로틴
귓불 아래에 있는 귀의 뿌리가
귀밑샘이다. 이곳을 주물러서
마사지하면 젊어지는 호르몬이라는
파로틴이 분비된다.

10

하루 한 번 제철 과일 스무디

과일의 항산화물질을 통째로 섭취한다

아름다운 피부를 의식한다면 아침 식사에 제철 과일로 만든 스무디를 마시자. 아침을 먹기 힘들면 하루 한 번 시간을 내어 마시면 된다. 스무디의 장점은 채소와 과일에 들어 있는 항산화물질 외에 에너지대사에 필요한 비타민과 미네랄을 섭취할 수 있으므로 체내 산화를 종합적으로 억제할 수 있다는 점이다. 효율적으로 영양소를 섭취하기 위해서도 과일을 통째로 사용하면 좋다.

과일은 제철 과일을, 그리고 국산을 선택하고 사과 등의 껍질도 먹을 수 있는 것은 흐르는 물에 잘 씻어 껍질째 사용한다. 과일의 종류는 각종 베리류, 레몬, 라임 등의 GI수치가 낮은 것이 좋다. 바나나나 파인애플, 망고 등 당질을 많이 함유한 열대과일은 당화가 오히려 피부를 손상시키는 원인이 된다.

당질을 줄이고 싶다면 케일이나 시금치, 토마토, 아보카도 등의 채소를 곁들이자. 잎채소를 사용한다면 소송채와 청경채가 적당하다. 소송채는 사과와 궁합이 잘 맞는다. 시금치는 쓴맛이 나서 먹기 힘들다는 사람도 있다.

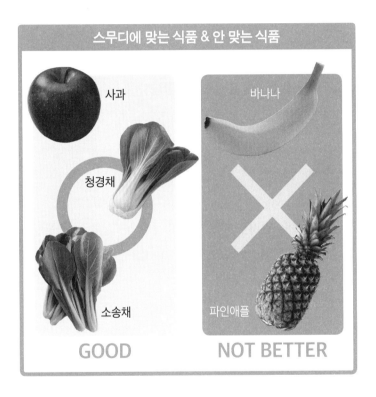

11

정종 한 잔, 와인은 두 잔까지가 장수의 비결

마시는 방법에 따라 독도 되고 약도 된다

술은 긴장을 풀어줘서 편하게 대화를 할 수 있게 한다. 그래서 술을 마시지 않으면 뭔가 부족하게 느끼는 사람도 많다. '술은 백약의 으뜸' 이라는 말이 있듯이 적당량의 술은 수명을 늘리는 효과가 있지만 과음은 금물이다. 정종을 하루 두 잔 이상 마시는 사람은 한 잔 이하로 술을 즐기는 사람에 비해 뇌가 빨리 수축한다는 데이터도 있다.

악영향을 미치지 않는 '적당량'의 기준은 정종은 하루 한 잔, 맥주는 500ml 정도다. 와인은 두 잔 정도라고 기억해두자. 이 양이면 '백약의 으뜸'으로서의 효과는 물론 피부 미용 효과와 항노화 효과도 얻을 수 있다.

정종의 좋은 점은 아미노산을 많이 함유한 것이다. 아름다운 피부를 만들고 에스트로겐 분비를 촉진한다. 정종을 못 마시는 사람은 요리에 정종을 사용하거나 남은 정종을 목욕물에 섞으면 비슷한 효과를 얻을 수 있다(체질에 따라 맞지 않을 수 있다).

와인을 마신다면 꼭 레드와인을 고르자. 레스베라트롤이라는 폴리페놀이 들어 있으며 높은 항산화작용과 항염증작용을 기대할 수 있다. 뇌에 보내는 혈액을 늘리고 심장의 건강을 유지하며 지방세포의 성장을 억제하는 작용도 한다. 미식을 즐기고 기름진 요리를 많이 먹는 프랑스인이 장수하는 것은 레드와인 덕분이라고 추정된다.

레스베라트롤을 목적으로 레드와인을 마실 때는 한 잔으로는 좀 부족하다. 하루 두 잔 정도가 효과적이다. 고기에 레드와인을 넣어서 요리하면 와인을 못 마시는 사람도 맛있게 폴리페놀을 섭취할 수 있다.

의외로 알려지지 않은 유제품의 강력한 힘

우유를 마시는 사람은 간호가 필요 없다

도쿄도 노인종합연구소(현 도쿄도건강장수의료센터연구소)가 아키타 현의 고령자를 대상으로 실시한 조사에 따르면, 우유나 요구르트 등의 유제품을 매일 섭취하는 노인은 그러지 않은 사람에 비해 혼자서도 일상생활이 가능한 경우가 많다고 한다. 이것은 우유에 들어 있는 칼슘이 긍정적으로 작용한 결과일 것이다. 몸져누워서 다른 사람의 수발을 받아야 하는 노인은 사실 뼈가 약해져서 골절이 된 경우가 무척 많다.

또 백 세 이상의 이른바 '슈퍼 장수'라고 불리는 사람들의 식습관을 조사해보니 우유나 유제품을 매일 섭취하는 사람이 상당수였다.

한때 '우유는 소젖이니까 사람한테는 적합하지 않다'라는 설이 인터넷에서 정설인 양 퍼진 적도 있지만, 우유는 양질의 단백질과 유지방, 비타민 B_2, 칼슘이 균형 있게 들어 있는 뛰어난 식품이다. 또 전 세계에서 요구르트를 비롯한 유산균 연구를 한 결과 면역력 활성화와 항암작용, 알레르기 억제 효과 등이 보고되었다. '하얀 고기'라고 불릴 정도로 많은 단백질을 함유한 치즈도 칼슘과 비타민을 효율적으로 섭취할 수 있는 뛰어난 식품이다.

중장년층은 매일 유제품을 섭취하는 습관을 들이자. 물론 과다 섭취는 균형 잡힌 영양이라는 면에서 마이너스다. 우유는 200ml, 요구르트는 80g 정도를 하루 섭취량 기준으로 삼는다. 우유에 들어 있는 트립토판이라는 성분은 마음을 안정시키는 효과가 있는 세로토닌을 생성해 수면을 돕는다. 잠이 오지 않는 날에는 따뜻한 우유를 한 잔 마셔 보자.

13

치즈와 버터에도 건강 장수 효과가 있다고?

건강 장수 효과가 있는 유제품은 우유와 요구르트

앞에서 '유제품의 힘'을 소개했는데 유제품이라고 하면 우유나 요구르트 외에도 생각나는 식품이 있다. 바로 치즈와 버터다.

'유제품이면 뭐든지 건강에 좋을까?'라는 누구나 궁금해하는 의문에 답한 연구 논문이 있다. 캐나다 맥마스터대학 연구팀이 밝힌 연구 결과다.

이 연구는 세계 오대륙 21개국에 사는 13만 6384명을 대상으로 했다. 대상자가 섭취하는 유제품 종류별로 심혈관질환과 기타 질환에 따른 사망률과의 관계를 포괄적으로 분석했다.

여기서는 우유, 요구르트, 치즈, 버터 등의 유제품을 많이 섭취하는 사람들과 그러지 않은 사람들을 비교했다. 그러자 섭취량이 많은 사람의 총사망률이 그러지 않은 사람보다 16%, 심혈관질환에 따른 사망률이 23%, 뇌졸중에 따른 사망률이 34% 더 낮다는 것이 밝혀졌다.

또 이 연구는 유제품의 종류별로 효능에 차이가 있다는 것을 발견했다. 우유를 많이 마시는 사람은 마시지 않는 사람에 비해 10%, 요구르트를 많이 섭취하는 사람은 그러지 않은 사람에 비해 14%나 총사망률이 낮았다. 그런데 치즈와 버터도 같은 방식으로 검증했지만 총사망률 감소와의 연관성은 증명되지 않았다고 한다. 이 연구로 같은 유제품이어도 우유와 요구르트, 치즈와 버터 등 제품에 따라 건강 장수 효과가 다르다는 것이 판명되었다. 물론 장점도 있지만 알레르기나 장의 염증, 인지기능에 영향을 미치는 단점도 있으므로 자신의 체질에 맞는지 확인해가면서 섭취하는 것이 좋겠다.

14

'먹는' 콜라겐이 아름다운 피부를 만든다

피부에 바르지 않고 먹는 것이 정답

콜라겐은 주름을 줄여 팽팽한 피부를 만든다. 표피 아래에 있는 진피 중 무려 70%가 콜라겐으로 이루어지며 표피 성분을 유지하는 역할을 한다. 안타깝게도 콜라겐은 나이가 들면서 체내에서 생성되는 양이 점점 줄어든다. 40대에 생성되는 콜라겐 양은 20대의 절반에 불과하다. 합성 속도가 분해 속도를 따라잡지 못하기 때문이다. 아름다운 피부를 유지하려면 콜라겐을 적극적으로 주입해야 한다.

그렇지만 콜라겐이 들어간 화장품을 피부에 바르는 것은 별 의미가 없다. 슬프게도 콜라겐 분자는 표피 깊숙한 곳에 있는 진피까지 닿지 않기 때문이다. 표피의 각질층을 보습하는 정도는 가능하니까 전혀 의미가 없진 않지만 확실하게 콜라겐을 피부 미용에 활용하고 싶다면 음식물로 섭취해야 한다.

콜라겐을 풍부하게 함유한 식품으로는 연어와 닭날개, 족발, 우설, 소꼬리, 말린 상어 지느러미, 자라 등이 있다. 생선이나 닭고기를 삶으면 식은 국물이 젤라틴 상태로 굳는데 이것도 콜라겐이다. 콜라겐은 국물 속에 녹아 있으므로 국을 먹어도 된다.

콜라겐을 음식으로 섭취할 때 꼭 명심해야 할 점이 있는데 바로 비타민C도 함께 섭취해야 한다는 점이다. 콜라겐 배합의 음료에는 비타민C가 들어 있는 경우가 많다. 콜라겐을 비타민C와 함께 섭취해야 흡수되기 때문이다. 아무리 콜라겐을 섭취해도 흡수되지 않으면 의미가 없다. 파프리카와 피망 등 비타민C가 풍부한 채소를 함께 먹도록 하자.

최상의 영양 비율은 채소 다섯 접시에 과일 두 접시

노화를 촉진하는 활성산소를 채소와 과일로 방어한다

우리 몸에서는 포도당 등 몸을 움직이는 데 필요한 에너지가 생성된다. 이때 생기는 활성산소로 세포와 DNA가 손상되고 노화가 촉진된다. 이 활성산소의 작용을 억제하는 데 효과적인 것이 항산화물질이다.

항산화작용이 강한 주된 성분은 비타민E, 비타민C, 코엔자임Q10 등이다. 이것은 채소와 과일에 많이 들어 있으므로 채소와 과일을 중심으로 한 식사가 노화 방지에 효과적이다. 하루 섭취량은 채소 350g, 과일 200g이 기준이다. 식사를 할 때 한 품목을 한 접시라고 하면 채소 다섯 접시분, 과일 두 접시분이다. 매일 '채소 5 + 과일 2'의 '황금비율'을 의식하도록 하자.

'배의 7~8할'에는 과학적인 근거가 있다

칼로리를 제한함으로써 세포 노화를 막는다

'내 배의 8할만 먹으면 의사가 필요없다'라는 말은 폭식과 폭음을 경계하라는 뜻으로 쓰이는데 과학적으로도 근거 있는 소리다. 17쪽에서도 언급한 17년간에 걸친 붉은털원숭이 실험을 봐도, 먹이를 무제한으로 먹인 원숭이는 털에 윤기가 없어지고 점점 늙어갔지만 70% 수준으로 칼로리를 제한한 원숭이는 윤기 있는 털을 빛내며 젊음을 유지했다.

또 노화를 방지하는 장수유전자는 어느 정도의 칼로리 제한을 할 때 활성화된다. 그렇다고 극도로 칼로리를 제한하면 영양 부족 상태가 되므로 60세까지는 배의 7할, 60세 이상부터는 배의 8할을 의식하면서 먹자.

먹어도 좋고 발라도 좋은 코코넛오일

커피에 넣어서 먹기에는 아깝다!

코코넛오일은 유지의 일종이지만 중성지방이 되기 힘든 중간사슬지방산이다. 동맥경화를 막고 지방을 효율적으로 연소시키는 효과가 있어서 세간의 주목을 받고 있다. 커피에 넣어서 마셔도 좋지만 음식으로 섭취하면 건강해지고 피부에 바르면 미용 효과도 노릴 수 있다.

코코넛오일에는 비타민 E의 일종인 토코트리에놀이 들어 있으며 엑스트라버진 코코넛오일을 피부에 바르면 탄력이 생기거나 뭉침이 해소되는 효과도 있다. 활성산소를 억제해 혈관을 부드럽게 하고 체내의 젊음뿐 아니라 피부의 젊음을 유지하는 데도 효과적이다.

3장

면역력을 높이는
체질 개선법

01

요주의! 하면 안 되는 식습관

무절제한 식사가 수명을 줄인다!

좋아하는 음식을 실컷 먹는 것은 절대로 건강한 식생활이 아니다. 많이 먹거나 빨리 먹는 것은 피해야 한다. 사람은 식후 20분 정도 지난 뒤에야 서서히 포만감이 든다. 하지만 같은 양을 먹어도 빨리 먹으면 몇 분 만에 식사를 마치고 더 먹고 싶어진다. 과식은 당연히 비만의 원인이므로 천천히 먹어 포만감을 얻음으로써 양을 조절하자.

애주가에게는 술이 스트레스를 푸는 데 긍정적인 역할을 하며 착한 콜레스테롤을 증가시키는 효과도 있다. 그러나 술이 백약의 으뜸이려면 무엇보다 적당량을 지켜야 한다. 과음은 내장에 부담을 주고 간경변이나 위궤양을 일으킬 수 있다. 술을 마실 때는 87쪽에서 설명했듯이 맥주는 500ml, 와인은 두 잔, 정종은 한 잔이 적당하다.

적당한 술의 양

과도한 음주는 알코올을 분해하는 데 내장에 부담을 준다. 고칼로리일 뿐 아니라 식욕을 자극하므로 과식을 유발한다. 그러면 알코올이 아닌 주스는 많이 마셔도 될까? 그렇지 않다. 주스에는 당분이 많이 들어 있어서 비만의 원인이 되므로 차나 물을 마시도록 하자.

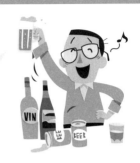

중식, 외식

시판 도시락이나 반찬을 사서 집에서 먹는 것이 '중식', 패밀리레스토랑 등 밖에서 식사를 하는 것이 '외식'이다. 그런 체인점에서 파는 음식에는 첨가물이 많이 들어 있다. 트랜스지방산 덩어리라고도 할 수 있다. 중식과 외식은 최대한 피하고 안심할 수 있는 재료로 직접 만들어 먹자.

빨리 먹기, 과식하기

음식을 빨리 먹으면 만복 중추가 교란되어 필요 이상으로 많이 먹게 된다. 그 결과 비만이 될 수도 있다. 음식을 허겁지겁 입에 넣고 삼키듯이 먹지 말고 식사 자체를 즐기면서 천천히 먹어보자. 과식하면 불필요한 칼로리를 섭취해 비만이 되기 때문에 내 배의 70% 정도만 먹도록 하자.

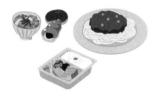

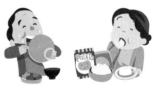

술은 마시지 않지만 주스나 청량음료를 좋아하는 사람도 조심해야 한다. 주스로 인해 매년 20만 명이 목숨을 잃는다는 데이터도 있다. 주스와 청량음료는 보통 차게 해서 마시므로 단맛이 잘 느껴지지 않는다. 하지만 사실은 상당한 양의 설탕이 들어 있다.

식습관 위험도 체크

- ☑ 밥이나 빵 등(탄수화물)을 많이 섭취한다.
- ☑ 기름진 음식을 좋아한다.
- ☑ 거의 매일 간식을 먹는다.
- ☑ 늦은 밤에 자주 음식을 먹는다.
- ☑ 아침식사를 먹기도 하고 안 먹기도 한다.
- ☑ 강한 맛을 선호한다.
- ☑ 외식이나 패스트푸드, 레토르트식품을 자주 먹는다.
- ☑ 달콤한 청량음료를 자주 마신다.
- ☑ 항상 반주를 한다.
- ☑ 먹어서 스트레스를 푼다.

☑ 8개 이상인 사람

지금 당장 식생활을 다시 살펴보자.
언제 생활습관병에 걸려도 이상하지 않은 식생활이다.
기름진 음식이나 당분이 많은 식사를 피하고 건강한 식사를 하자.

☑ 4~7개인 사람

요주의.
당신의 생활습관병 위험도는 빨간 신호에 가까운 노란 신호다.
일단 규칙적인 식사를 하도록 하자.

☑ 0~3개인 사람

가능한 부분부터 식생활을 개선하자.
0개인 사람은 지금의 건강한 식생활을 계속하도록 노력하자.
1개라도 해당하면 생활습관병에 걸릴 수 있다.

또 탄 것을 먹으면 암에 걸린다고 하는데 이것은 크게 신경 쓰지 않아도 된다. 물론 생선과 고기에 들어 있는 동물성 단백질이 타면 발암물질인 헤테로사이클릭아민이라는 물질로 변하지만 매일 엄청난 양을 먹지 않는 한 암에 걸릴 염려는 하지 않아도 된다. 그보다는 저GI이고 항산화작용이 있는 식사를 하도록 신경 쓰자. 가공식품이나 외식, 완제품 상태의 시판 도시락은 자극적인 맛을 내기 위해 비만과 당뇨병에 걸리기 쉬운 트랜스지방산이 들어 있는 경우가 많으므로 가능하면 피하자.

02

적당한 소금은 몸에 좋다

무조건 줄이면 오히려 병에 걸린다!

일본인은 세계적으로도 염분 섭취량이 많은 편이다. 미국인의 하루 평균 염분 섭취량은 10g 정도다. 저염에 대해 관심이 많고 5g이면 충분하다는 이야기도 있다. 그러나 일본은 평균 12~13g을 섭취하며 미국에 비해 많은 것이 사실이다. 채소를 소금에 절여서 먹기도 하고 구운 생선에 소금을 뿌려서 먹고 간장이나 된장을 양념으로 쓰는 등 염분을 많이 섭취하기 쉬운 환경이다.

그러나 이때 잊지 말아야 할 점은 일본은 세계에서도 손꼽히는 장수국가라는 점이다. 백 세 이상의 고령자는 물론 70대, 80대 세대가 살아온 시대에는 '염분을 줄이는 것'을 아무도 실천하지 않았을 것이다. 저염이 좋다는 말이 정설로 굳어진 것은 비교적 최근이다. 일본인은 염분섭취량이 많지만 수명이 길다. 그 이유는 '일본인에게는 소금이 필요하기' 때문이다.

일본은 고온다습한 나라다. 연간 공기가 항상 습기를 머금고 있고 여름에는 기온이 상당히 상승한다. 너무 더워서 땀을 뚝뚝 흘리기도 한다. 그리고 땀을 흘릴수록 염분은 수분과 함께 몸 밖으로 배출된다.

서구에서는 공기가 건조하기 때문에 땀을 흘리기보다는 피부에서 그대로 증발한다. 그래서 몸에서 염분이 배출될 기회가 일본보다 훨씬 적다.

기후뿐 아니라 식생활의 차이에도 영향이 있다. 서구권은 고기를 비롯한 동물성식품을 즐겨 먹는데 고기에는 나트륨이 많이 들어 있다. 직접적으로 짜다고 느끼진 않지만 자연스럽게 염분을 섭취하는 식생활이라 할 수 있다.

반면 상당수 일본인은 동물성식품보다는 식물성식품을 많이 먹어왔다. 채소와 과일 등 식물성식품에는 칼륨이라는 영양소가 들어 있다. 칼륨에는 이뇨작용이 있으며 나트륨을 체외로 배출하는 작용을 한다. 이것도 일본인이 염분을 필요로 하는 이유다. 결코 미각만의 문제가 아니며 기후와 식문화와도 관련이 있다.

또 염분을 줄이는 것이 곧 건강에 좋은 일은 아니다. 저염 붐에서 소금은 건강의 적으로 취급받았지만 안이하게 소금 섭취량을 너무 줄이면 목숨을 좌우할 정도로 큰일이 일어난다.

예를 들어 염분을 과다 섭취하면 고혈압이 된다고 하는데 그런 논리로 말하자면 소금(나트륨)은 그만큼 혈압 유지에 힘을 발휘한다는 말이다. 과도하게 소금 섭취량을 줄이면 몸에 필요한 나트륨이 부족해지고 전신에 혈액을 공급하기 위한 혈압을 유지하지 못하게 된다.

염분이 부족하면 뇌졸중이나 심근경색이 일어날 위험이 커진다는 사실도 의외로 알려지지 않았다. 혈액에 들어 있는 나트륨이온은 조혈세포를 움직이게 해서 조혈을 촉진하고 전신을 돌아서 혈액을 깨끗하게 하는 역할을 한다. 그런데 염분을 무턱대고 줄이면 어떻게 될까? 혈액을 깨끗하게 하는 작용이 둔화되므로 혈전이 쉽게 생긴다. 그렇게 생긴 혈전이 뇌에 도달하면 뇌경색을 일으키고 그 밖에도 혈관이 막히거나 터지는 증상이 나타난다.

그렇다면 사람이 염분을 지나치게 섭취했을 경우 어떤 일이 일어날까? 먼저 체내의 조절기능이 작용해서 목이 마르고 물을 찾게 된다. 물을 마시면 혈액에 수분이 퍼져서 소변으로 수분과 염분이 배출된다. 신장 기능에 문제가 없으면 염분이 몸에 축적될 일은 없다는 말이다. 이 '목이 마르다'는 증상은 건강을 유지한다는 의미에서도 무척 중요하다. 고령자가 자신이 판단해서 염분을 줄였더니 목이 마르는 감각을 느끼지 못해서 탈수증상을 일으키는 경우가 적지 않다.

03

균형 잡힌 기름 섭취로
뇌졸중과 심장병 리스크를 줄인다

왜 생선을 먹어도 건강해지지 않을까?

요즘 붐이 된 당질 제한. 당질을 지나치게 섭취하는 것에 대한 위험성이 잘 알려진 것은 바람직한 현상이다. 하지만 당질 제한을 '밥이나 빵을 끊어도 고기는 먹을 수 있다. 힘들이지 않고도 건강을 지킬 수 있네!'라고 해석하면 곤란하다. 현대인이 걸리는 상당수 질환은 당질 과다 섭취로 인한 경우가 적지 않지만 고기를 지나치게 많이 먹으면 그것은 그것대로 문제가 생기기 때문이다. 여기서 중요한 키워드는 '기름의 균형'이다.

기름도 여러 종류가 있는데 여기서는 설명하기 쉽도록 '땅에서 나는 기름'과 '바다에서 나는 기름'으로 분류하겠다. 땅의 기름은 돼지고기나 닭고기, 샐러드유 등으로 아라키돈산을 많이 함유한다. 반면 바다의 기름은 등푸른생선 등에 많이 들어 있으며 몸에 좋다고 하는 도코사헥사엔산이나 에이코사펜타엔산 EPA 등의 성분이 있다.

일본인의 식생활에 관해 말할 때 뇌졸중이나 심장병이 많아진 것을 식습관의 서구화와 연관 짓는 경우가 많은데 이것은 잘못된 인식이다. 일본인의 생선 소비량은 증가하고 있다. 1970년대부터 생선 섭취에 대한 유용성이 알려지면서 의식적으로 생선을 자주 먹는 사람이 늘어난 것이다.

건강을 의식하며 생선을 먹는 사람이 많아졌지만 뇌졸중과 심장병 발생률은 오히려 늘고 있다. 건강에 좋은 바다에서 나는 기름을 섭취했는데 왜 그럴까? 그 열쇠가 되는 것이 앞서 말한 '기름의 균형'이다. 섭취한 총지방 중 바다에서 난 기름의 비율이다.

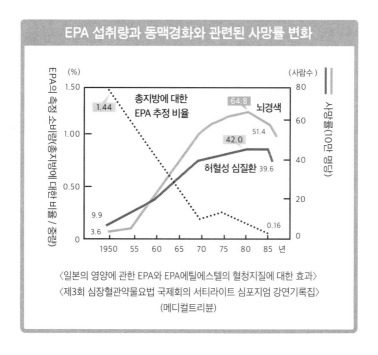

〈일본의 영양에 관한 EPA와 EPA에틸에스텔의 혈청지질에 대한 효과〉
〈제3회 심장혈관물약요법 국제회의 서티라이트 심포지엄 강연기록집〉
(메디컬트리뷴)

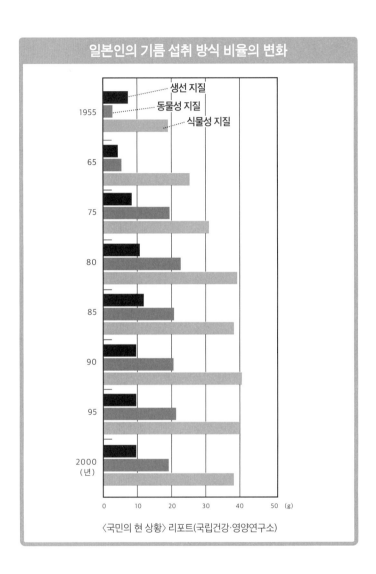

일본인의 기름 섭취 방식 비율의 변화

생선 지질
동물성 지질
식물성 지질

1955
65
75
80
85
90
95
2000
(년)

0　10　20　30　40　50　(g)

〈국민의 현 상황〉 리포트(국립건강·영양연구소)

물론 일본인은 생선을 많이 먹게 되었다. 그러나 동시에 육식도 증가해서 땅에서 나는 기름을 더 많이 먹게 되었다. 그러자 생선을 먹어도 혈관이 염증을 일으켜서 동맥경화가 진행된 것이다.

이렇게 말하면 '나는 그렇게 고기를 많이 먹지 않는데?'라고 의아해할 수 있다. 그러나 튀김이나 과자, 가공식품 등을 많이 먹으면 마찬가지로 리스크가 커진다. 그 식품에 사용되는 샐러드유나 옥수수유 등 식물성 기름은 땅에서 나는 기름의 일종이므로 역시 과다 섭취 상태가 되는 것이다.

일주일에 몇 번 생선 요리를 선택해도 그것을 튀기거나 고기나 드레싱을 뿌린 샐러드와 함께 먹으면 더하고 빼서 제로다. 이렇게 되면 크게 나쁜 일은 일어나지 않겠지만 건강한 식생활을 하고 있다고 과신하는 것은 위험하다.

04

난소 기능 향상으로 건강력 강화!

여성호르몬과 자율신경에는 깊은 관계가 있다

여성호르몬이 감소하면 자율신경이 흐트러진다. 자율신경은 순환기, 소화기, 호흡기 등의 모든 기관의 움직임을 24시간 관장한다. 그러므로 여성호르몬이 감소하면 몸 상태가 안 좋아지고 병에 걸리기 쉬워진다. 여성호르몬은 혈액 순환을 개선하거나 혈관 탄력성을 강화하거나 지질 대사를 개선하는 작용도 하므로 제대로 분비되는 몸을 만드는 것이 건강을 지키는 길이다. 특히 마른 사람이나 먹어도 살이 찌지 않는 사람은 여성호르몬이 부족할 가능성이 있다.

여성호르몬을 충분히 분비하기 위해 적극적으로 섭취하면 좋은 것이 단백질이다. 단백질은 우리 몸의 조직을 만든다. 단백질이 부족하면 난소 기능이 저하하고 여성호르몬이 잘 나오지 않는다. 단백질을 많이 함유한 식품은 콩이나 돼지고기, 생선, 달걀 등이다. 우유나 요구르트, 치즈 등의 유제품도 단백질이 풍부하지만 이런 식품은 콜레스테롤 수치도 증가하므로 콜레스테롤 수치가 높은 사람은 잘 조절을 해야 한다. 그밖에 단호박, 당근 등에 많이 들어 있는 비타민 A, 버섯류에 많이 들어 있는 비타민 B_1, 멸치, 모시조개, 바지락에 풍부한 비타민 B_{12} 등이 여성호르몬 분비에 효과가 있는 영양소다.

여성호르몬 분비에는 냉증도 큰 적이다. 원활한 여성호르몬 분비를 위해서는 난소 주변이 37℃ 전후인 것이 이상적이다. 따라서 냉증이 있는 사람은 여성호르몬이 충분히 분비되지 않을 가능성이 크다. 몸이 차다고 해서 잘 때 양말을 신거나 두툼한 옷을 입는 사람이 있는데 고무줄이 몸을 압박해서 오히려 혈액 순환이 나빠질 수 있다. 자기 전에 따뜻한 우유를 한 잔 마시고 과도하게 옷을 껴입지 말고 몸을 따뜻하게 하자.

05

고령자야말로 육식을 해야 한다!

나이가 들수록 몸을 움직이는 단백질이 필수

이제 나이를 먹었으니 되도록 간소한 식사를 해야겠다고 생각하는 것은 사실 큰 착각이다. 나이를 먹을수록 오히려 영양가가 있는 끼니를 챙겨야 하기 때문이다.

영양 부족을 나타내는 지표로는 '혈청알부민 수치'가 있다. 혈청알부민은 혈액 속에 흐르는 단백질의 약 50~60%를 차지하는데 몸을 움직이는 데 필요한 물질이다. 식사로 흡수한 단백질을 원료로 생성되는 혈청알부민의 정상치는 4~5g/dl이며 3.8g/dl 이하가 되면 영양 부족 상태다. 이 수치는 60세 이후 나이가 들면서 점차 감소한다.

일본인의 단백질 섭취량은 나이가 들수록 감소하는 경향을 보이는데 오히려 나이를 먹을수록 적극적으로 단백질을 섭취해야 한다. 단백질을 효율적으로 섭취하려면 생선보다 고기가 낫다. 과식은 금물이지만 적당량의 지질도 필요하므로 때로는 삼겹살, 소갈비 등 약간 기름진 고기도 먹도록 하자.

혈청아부민에 대해

단백질 섭취　　　　　　　간에서 혈청알부민이 생성된다

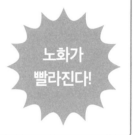

혈청알부민이 부족하면

· 네프로제 증후군
· 단백뇨출성위궤양
· 중증간장애
· 영양부족
· 감염증
· 갑상선기능항진증 등

노화가
빨라진다!

06

고기와 생선의 황금비율은 1 대 1

남의 수발을 받지 않는 미래를 위하여

나이를 먹어도 건강하게 살려면 몸을 영양이 부족한 상태로 만들지 말아야 한다. 의사는 영양 상태를 판단할 때 앞에서 나온 혈청알부민 수치를 기준으로 삼는다.

요개호(다른 사람의 수발을 받아야 하는 상태)인 사람의 혈청알부민 수치를 조사해보면 수치가 명확히 낮은 사람이 많다. 알부민 수치가 적어지면 적혈구, 혈관, 면역세포, 근육을 만드는 재료가 적어진다. 그 결과 빈혈, 뇌출혈, 폐렴, 골절 등을 겪으므로 요개호 상태가 될 수 있다. 건강하게 오래 살고 싶다면 얼마나 혈청알부민 양을 유지하느냐가 핵심이다.

그러려면 양질의 단백질을 섭취해야 한다. 나이를 먹으면 근력이 쇠퇴하는데 근육 노화를 예방하는 효과도 있다. 저영양 상태를 개선하는데 가장 좋은 단백질은 고기다. 지방 부분은 제거하는 편이 좋지만 고기와 생선을 하루씩 번갈아가며 1 대 1 비율로 먹으면 좋다. 식욕이 없을 때는 반찬부터 먼저 먹고 밥이나 빵 등의 주식을 나중에 먹거나 먹지 않아도 문제가 없다.

체중이 2~3kg 줄어들거나 피검사에서 혈청알부민 수치가 낮다고 지적될 경우는 아미노산 스코어가 높은 식품을 섭취하자. 아미노산 스코어는 식품에 들어 있는 필수아미노산의 종류와 영양가를 평가하는 기준으로 높을수록 양질의 단백질이다.

예를 들어 대표적인 것은 우유, 달걀, 전갱이, 멸치, 연어, 가다랑어, 방어, 쇠고기(등심), 돼지고기(로스), 닭고기(가슴살), 닭간, 요구르트, 로스햄 등이다.

07

케톤체 식사로 장수유전자를 활성화하자

생명의 위기를 감지해 장수유전자가 눈을 뜬다?!

우리 몸은 당질이나 단백질, 탄수화물을 포도당으로 분해해서 몸을 움직이는 에너지를 만든다.

케톤체는 포도당을 대신하는 물질로 체내의 포도당이 적을 때 지질이 케톤체로 분해된다. 당질을 억제한 식사를 하면 포도당이 부족해지면서 체내에 축적된 지질이 케톤체가 되어 소비된다. 그래서 케톤체 식사는 다이어트 분야에서도 주목을 받고 있다.

케톤체를 늘리려면 '당질 섭취를 억제하는 식사 = 케톤체 식사' 개념이 필수다. '당질 = 단것'이라는 이미지가 있는데 당질이 가장 많이 들어 있는 것은 탄수화물이다. 먼저 밥의 양을 줄이는 것부터 시작하자.

그렇게 해서 칼로리가 제한되면 장수유전자(96쪽 참고)가 활성화되어 노화 방지 효과가 나타난다. 장수유전자는 누구나 갖고 있지만 평소에는 별로 작용하지 않고 케톤체를 늘리기 위한 식생활로 개선할 때 활발하게 움직인다.

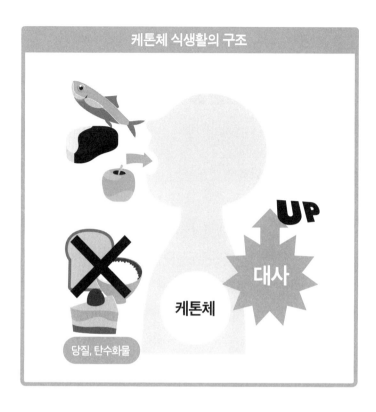

케톤체 식생활의 구조

당질, 탄수화물

케톤체

대사

UP

08

케톤 체질이 되는 음식과 피해야 할 음식

일단 케톤 체질이 되자

케톤 체질이 되려면 당질 제한이 중요하다. 혈액이나 간에 포도당을 듬뿍 저장한 상태에서는 케톤체가 될 수 없다. 포도당이 부족할 때 포도당을 대체하기 위해 케톤체가 생성된다. 그것이 우리 몸의 메커니즘이다.

당질을 제한하면 에너지 부족으로 머리가 돌아가지 않는 게 아니냐고 염려하는 사람도 있겠지만 그에 관해서는 전혀 걱정할 필요가 없다. 단백질이나 지질, 비타민, 미네랄 등을 충분히 섭취하면 케톤체가 충분히 생성되어 포도당 대신 뇌에 공급되는 에너지가 된다. 그러려면 어떤 식품이 적합하고 부적합한지 알아두자.

밥이나 빵, 면류 등의 주식이나 달콤한 과자, 달콤한 음료는 기본적으로 참아야 한다. 토란류나 근채류, 단호박, 옥수수, 누에콩, 팥, 유제품, 오메가6계 지방산을 많이 함유한 샐러드유나 옥수수유는 적당히 섭취하면 아무 문제가 없다. 고기나 달걀, 어패류, 두부, 낫토, 채소, 당이 적은 과일, 견과류, 오메가3계 지방산은 매일 섭취하는 것이 바람직하다.

케톤체를 만드는 데 적합한 음식

먹어야 할 것

육류, 달걀, 어패류, 콩 가공식품, 채소, 버섯, 해조류, 당이 적은 과일, 견과류, 오메가3계 지방산을 많이 함유한 것(아마인유* 등), 코코넛오일 등

피해야 할 것

밥, 빵, 면류, 달콤한 과자, 달콤함 음료, 단맛 나는 술, 설탕으로 맛을 낸 달콤한 음식

＊ 아마씨에 함유된 건성지방유.

09

코코넛오일로 쉽게 식욕을 억제한다

올바른 코코넛오일 섭취 방법

'난 밥 없으면 못 살아!'라는 사람이 아니어도 당질 제한을 시작한 지 첫 2~3일은 밥이나 빵 생각에 머릿속이 빙빙 돌거나 공복감이 심해진 다. 짜증도 나고 단것이 먹고 싶어지는 사람도 많다. 이것은 당질 중독 의 금단증세가 일어나 지금까지 쓰이지 않았던 케톤체를 만드는 시스 템이 원활하게 작동하지 않아서 케톤체의 혈중농도가 오르기 어려울 때 일어나는 증상이다.

포도당을 에너지원으로 움직였던 몸이 케톤체로 움직이는 몸이 되 려면 그 나름대로 부하가 걸린다. 말하자면 당질 제한의 첫 난관으로 여기서 좌절하는 사람이 많다.

이럴 때 스트레스 없이 당질 제한을 지속하기 위한 강한 아군이 되어 주는 것이 코코넛오일이다.

코코넛오일은 코코넛에서 추출한 기름을 말하며 미국의 의사인 메 리 뉴포트 박사가 '치매를 개선한다'라고 발표하며 세계의 관심을 모았던 식품이다. 그는 코코넛오일에 들어 있는 중간사슬지방산이 간에서 분해되면 케톤체가 생성되고 이것이 치매를 극적으로 개선한다고 소개했다. 이것이 당질 제한과 어떤 관련이 있을까? 코코넛오일을 섭취하면 당질을 먹고 싶다는 욕구가 저하되고 나아가 식욕 자체를 억제하는 효과가 있다.

밥이나 빵을 끊을 수 없다, 못 먹으면 너무 괴롭다는 사람이 코코넛오일을 섭취하면 '그렇게까지 먹고 싶다는 생각이 안 든다'는 보고가 잇달아 나왔다.

코코넛오일을 섭취하면 왜 당질을 섭취하고 싶은 욕구나 식욕을 억누를 수 있을까? 그것은 코코넛오일을 섭취하면 케톤체의 혈중농도가 상승하기 때문이다. 케톤체가 증가하면 과도한 공복감을 느끼지 않는다.

커피에 코코넛오일을 넣어서 섭취하고 3~4시간이 지나면 케톤체의 혈중농도는 정점에 달한다. 이 작용을 이용해서 식사를 하기 3~4시간 전에 코코넛오일을 섭취하는 것이다. 그러면 당질을 섭취하지 않고 적당한 양의 식사로 만족할 수 있다.

그렇게 했더니 공복감을 느끼지 않을 뿐 아니라 집중력이 올라서 업무 효율도 높아졌다는 사람도 있다. 케톤체가 많이 만들어져 뇌가 활성화했다고 생각할 수 있다.

그러나 코코넛오일을 섭취해도 당질을 함께 섭취하면 효과는 반감된다. 2주간 당질 제한을 할 때와 전날 식사로 당질을 섭취한 때를 비교하면 코코넛오일이 들어간 커피를 마신 뒤의 케톤체 혈중농도는 당질을 섭취했을 때도 미세하게 상승하긴 했지만 당질 제한을 할 때의 절반에 그쳤다.

코코넛오일을 섭취하면 무엇을 먹든 OK라는 뜻이 아니다. 빵이나 디저트를 함께 먹으면 케톤체를 만드는 효과를 기대할 수 없다고 생각하자.

다음은 코코넛오일과 궁합이 좋은 음식이다.

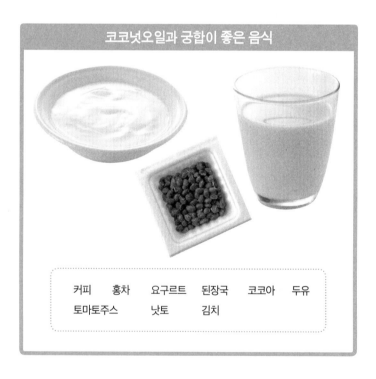

코코넛오일과 궁합이 좋은 음식

커피   홍차   요구르트   된장국   코코아   두유
토마토주스   낫토   김치

10

몸에 좋은 코코넛오일을 고르는 법과 섭취 방법

효과적인 코코넛오일을 선택하자

코코넛오일 붐이 일어나자 백화점이나 식품점, 인터넷 등 다양한 경로로 구입할 수 있게 되었다. 다만 어떤 식품이 붐을 일으키면 종종 있는 일로 그중에는 비교적 질이 떨어지는 것도 있다. 그런 식품은 아무리 섭취해도 효과가 없으므로 코코넛오일을 고를 때의 기준을 알아두자.

먼저 라벨을 확인하자. '버진'이나 '엑스트라버진'이라고 표시된 것은 미정제라는 뜻이다. 신선한 코코넛 열매를 이용해 압착이나 원심분리 방식으로 추출한다. 코코넛 향이 남아 있으며 영양가가 많은 것이 특징이므로 구입할 때는 이것을 선택하자.

'레귤러', '올내추럴'은 정제된 오일이다. 말린 코코넛에 표백이나 가열, 탈취 처리를 해서 불순물을 제거한 것으로 향기가 거의 없다. 'RBD(표백탈취정제처리)'라고 표시되기도 한다.

오가닉 인증을 확인하는 것도 안심하고 먹을 수 있는 코코넛오일을 선택하는 방법이다. '유기JAS인증'은 일본의 농림수산성이 지정한 인정기관이 심사·인증한 것으로 이 마크가 없으면 유기농 표시를 할 수 없다. 'USDA인증'은 미국, 'EU유기인증'은 유럽에서 안전성이 확인된 것이다.

또한 첨가물 유무를 반드시 확인하자. 내장지방을 축적시키고 뇌의 활동에 영향을 미치는 트랜스지방산, 즉 수소가 첨가된 기름이 들어 있는 것은 피하자.

평소 코코넛오일을 잘 먹지 않던 사람이 갑자기 많은 양을 먹으면 소화불량이나 설사 증상이 나타나기도 한다. 처음 섭취한다면 일단 1작은술을 다른 식품에 섞어 먹어보자. 일주일 정도 그렇게 먹어보고 소화에 문제가 없으면 조금씩 양을 늘린다. 초심자라면 코티지 치즈에 섞어서 먹으면 설사를 피할 수 있다. 빨리 먹지 말고 20~30분간 느긋하게 식사를 하자.

오일 섭취에 거부감이 들 수 있겠지만 코코넛오일은 중간사슬지방산이며 직접 에너지화되므로 지방으로 축적되기 어렵다. 다만 많이 섭취한다고 무조건 좋은 것은 아니다. 기름을 많이 먹으면 하루 섭취 칼로리가 늘어나므로 '평소 식사에 이용하는 기름을 코코넛오일로 바꾼다'라는 감각으로 먹으면 된다.

체격에 따라 차이가 있지만 기본적으로 하루에 2~4큰술을 2~4회에 나누어 섭취하면 좋다. 소화가 잘 안 될 때는 양을 줄이기도 하면서 조절한다.

코코넛오일은 코코넛 제품 전반에 들어 있다. 코코넛오일이 도무지 체질에 맞지 않는 사람은 코코넛우유나 코코넛크림으로 대체해도 좋다. 태국 카레에 잘 쓰이는 코코넛밀크는 코코넛의 오일에 수분을 섞은 것이다. 우유 대신 사용하면 효과가 있다. 다만 '라이트'라고 표시된 저지방 유향은 코코넛오일을 섭취하고 싶을 때는 적합하지 않다. 코코넛크림은 액상이나 분말을 선택하자. 설탕이 첨가된 것은 피하자.

코코넛오일은 커피 등에 섞어 마시는 것 외에 조리에 사용하면 편리하다. 버터나 올리브오일처럼 소테나 오븐구이에 쓰거나 채소에 발라 먹으면 좋다. 프라이팬으로 가열하는 경우, 온도가 상승하면 연기가 나므로 주의하자.

11

가공식품 섭취는 되도록 피한다

리스크가 있는 가공식품

슈퍼마켓이나 편의점에는 다양한 가공식품이 진열되어 있다. 음료나 과자, 봉지에 든 빵, 레토르트 카레나 파스타 소스, 냉동식품은 빼곡한 반면 채소와 고기 등 가공하지 않은 식품이 적어서 놀라울 정도다. 이런 가공식품은 편리하지만 건강이라는 관점에서 보면 무척 리스크가 크다고 할 수 있다.

가공식품에는 식품첨가물이나 트랜스지방산 외에 정제된 당질 등 혈당치를 급상승시키는 것이 많이 들어 있다. 자신도 모르는 새에 몸에 나쁜 것이 축적되므로 자연의 것을 먹는 것이 가장 좋다.

식후 한 잔의 녹차가 건강을 증진시킨다

차가 암을 예방한다

예로부터 차를 많이 마시는 사람은 암에 걸리지 않는다는 말이 있다. 연구 결과 녹차에 들어 있는 카테킨에 암을 예방하는 효과가 있다는 것이 밝혀졌다. 카테킨은 녹차의 쓴맛을 내는 성분으로 플라보노이드라는 폴리페놀의 일종이다. 카테킨에는 높은 항산화 효과가 있으며 체지방을 연소하기 쉽게 해주거나 혈당치 상승을 억제하는 효과도 있다.

카테킨에는 항균 효과도 있어서 차의 산지인 어느 초등학교에서는 독감이 유행하는 시기에 녹차로 입을 헹구게 한다고 한다. 어느 정도의 양을 마시면 효과가 있는지는 아직 명확하지 않지만 느긋이 차를 마시는 시간은 스트레스를 덜어주는 효과가 있다.

13

혈액이 맑아지는 닭고기 섭취법과 선택법

고기지만 불포화지방산이 풍부하다! 닭고기의 의외의 효능

육류의 지방에 들어 있는 포화지방산은 몸속에서 쉽게 굳는다. 즉 혈액을 끈끈하게 만든다. 다만 닭고기는 예외다. 물론 닭고기에도 포화지방산이 있다. 하지만 리놀산 등의 다가불포화지방산이 풍부해서 혈액을 맑게 하는 효과가 크다. 물론 불포화지방산도 지질이므로 과다 섭취는 비만의 원인이 된다. 신경이 쓰이는 사람은 닭다리살이나 닭날개가 아니라 지방이 적은 가슴살을 먹으면 된다. 또 닭고기는 돼지고기나 소고기와 달리 칼로리의 40% 이상이 껍질과 그 주변의 지방에 있다. 불포화지방산은 껍질에 상당 부분이 들어 있으므로 칼로리가 마음에 걸리는 사람은 끓인 물을 끼얹어서 기름을 제거하는 것도 방법이다.

14

적당한 미네랄이 몸에 활력을 준다

천일염을 먹으면 당뇨병 위험이 줄어든다!

소금에는 마그네슘이나 칼륨과 같은 인체에 꼭 필요한 미네랄이 풍부하게 들어 있다. 특히 마그네슘은 대사 반응에 필수적이다. 또한 충분한 마그네슘은 당뇨병에 걸릴 위험을 낮추고 골밀도를 개선하는 등 많은 장점을 보인다.

그러나 우리가 평소에 먹는 소금은 이온교환막제염법이라는 방법으로 만든 정제염이다. 여기에는 미네랄이 거의 남아 있지 않다. 천일염을 섭취하는 것이 중요하다. 적당량의 천일염은 건강하게 장수하게 하는 케톤체를 원활히 생성하게 하므로 일석이조다.

15

오메가3계 지방산을 듬뿍 섭취하자

오메가3와 오메가6를 1 대 1로 섭취한다

기름에는 여러 종류가 있는데 우리에게 친근한 것이 식물유를 중심으로 한 오메가6계 지방산과 등푸른생선 등에 들어 있는 에이코사펜타엔산EPA, 도코사헥사엔산DHA 등의 오메가3계 지방산이다.

현대인의 식생활은 오메가6계 지방산을 과다 섭취하기 쉬운데 혈관이나 뇌의 염증을 억제하려면 반드시 오메가3계 지방산을 적극적으로 섭취해야 한다. 그러려면 오메가6계 지방산의 섭취를 제한하고 각각 1 대 1 비율이 되도록 조절하자.

여기서는 에이코사펜타엔산이나 도코사헥사엔산이 풍부한 생선을 회로 먹을 것을 권한다. 회를 못 먹는다고 생선을 구워서 먹으면 조리할 때 기름이 뚝뚝 떨어지므로 물에 익혀서 보존한 통조림을 권한다.

생선을 잘 못 먹는 사람이라면 체내에서 오메가3계 지방산으로 분류되는 알파 리놀렌산이 많이 함유된 아마인유나 들기름, 잉카인치 오일 등으로 섭취할 수 있다. 이 기름은 가열조리에는 적합하지 않으므로 주스에 넣거나 드레싱에 사용하면 좋다.

EPA · DHA가 풍부한 생선

생선	EPA	DHA	합계(mg) (100g당 함유량)
다랑어(뱃살)	1400	3200	4600
고등어	1600	2600	4200
남방참다랑어(뱃살)	1300	2700	4000
방어새끼(양식)	980	1700	2680
방어	940	1700	2640
꽁치	890	1700	2590
정어리	1200	1300	2500
정어리(반건조)	1400	1100	2500
정어리(찜·통조림)	1200	1200	2400
갈치	970	1400	2370
대서양연어(양식)	850	1400	2250
대서양고등어(찜·통조림)	930	1300	2230
뱀장어(양념구이)	750	1300	2050

레드와인은 약이 되는 술

와인을 즐기면서 동맥경화와 심장질환을 예방한다

레드와인은 의학적으로 그 효능을 인정받은 술이다. 프랑스 요리에는 지질이 많은데도 프랑스인 중 심장병에 걸리는 사람이 적다는 '프렌치 패러독스'를 예로 들 필요도 없다. 레드와인에 들어 있는 폴리페놀은 항산화작용이 강하고 동맥경화와 심장질환을 예방한다고 알려져 있다. 레드와인은 폴리페놀이 풍부한 포도 껍질과 씨도 통째로 넣어서 양조하므로 와인이 되는 과정에서 새로운 폴리페놀이 생성되기 때문에 포도 주스에 없는 효과가 많다. 원래 알코올을 과다 섭취하는 것은 건강을 해치는 길이므로 적당량을 지키는 것이 중요하다. 와인 잔으로 하루에 한두 잔이 기준이다.

등푸른생선에는 다른 식재료에 없는 영양소가 풍부하다

등푸른생선의 영양을 회로 효율적으로 섭취한다

등푸른생선에 풍부한 EPA(에이코사펜타엔산)와 DHA(도코사헥사엔산)는 건강기능식품으로도 친근한 성분으로 중성지방을 감소시켜서 혈소판 응집을 억제한다. 즉 혈액을 맑게 하는 효과가 있다고 알려져 있다.

DHA는 눈의 망막이나 뇌에 많이 들어 있는데 시각기능이나 뇌기능의 유지와 향상에 도움이 된다. 일본후생노동성의 〈일본인의 식사 섭취 기준〉 2010년판에 따르면 EPA와 DHA를 합쳐서 하루에 1g을 섭취할 것을 권장한다. 1g은 연어나 고등어의 한 조각, 꽁치와 전갱이의 중간 정도 크기 한 마리에 해당한다. 가열하면 녹아서 배출되므로 탕요리나 회로 먹는 것이 가장 좋다.

18

뜨겁거나 너무 매운 음식은 적당히 먹자

뜨겁거나 매운 음식은 위와 식도를 손상시킨다

어묵이나 국물 등 뜨거운 음식을 지속적으로 먹으면 위와 식도가 화상을 입어서 암에 걸릴 위험이 높아진다. 한 번 화상을 입었다고 암에 걸리진 않지만 매일 뜨거운 음식을 먹으면 그 자극으로 암을 일으킬 수 있다. 뜨거운 녹차에 밥을 말아먹는 습관이 있는 라나 현에서는 식도암에 의한 사망률이 전국 평균보다 2~3배 높은 시기가 있었다. 지역을 대상으로 변혁을 추진한 결과 식도암 발생이 감소했다는 보고도 있다. 또 심하게 매운 음식이나 알코올 도수가 높은 술을 자주 섭취하는 것도 식도와 위점막을 손상시킨다.

19

한입에 30회를 목표로
꼭꼭 씹어 암을 예방한다

꼭꼭 씹으면 소화를 돕고 충치 예방도 한다

'입은 가장 중요한 소화기관'이라고 하는데 몇 번 씹지 않고 음식을 삼키면 그만큼 위에 부담이 늘어나 위궤양이나 위암에 걸릴 위험을 증가시킨다. 또 잘 씹어서 먹음으로써 만복 중추가 자극되어 과식이나 비만을 방지하는 효과도 있다. 그 밖에 침은 충치 예방에도 효과적이다. 또 침에 들어 있는 페루오키시다제라는 효소는 식품에 있는 발암성물질을 몸 밖으로 배출하는 작용을 하므로 꼭꼭 씹어서 먹으면 암에 걸릴 위험이 줄어든다.

의식적으로 씹는 회수를 세어보면 생각보다 적다는 것을 깨달을 것이다. 한 번에 30회를 목표로 잘 씹는 습관을 들이자.

하루 2~3개 달걀을 먹자

대부분의 필수영양소를 함유한 식품

예전에는 '콜레스테롤이 많으니까 많이 먹으면 안 된다'고 인식했던 달걀이지만 지금은 '달걀을 안 먹으면 손해!'가 상식이다. 비타민 C와 식이섬유, 크롬 외의 필수영양소를 균형 있게 함유하고 있고, 현대인에게 부족하기 쉬운 철분이나 칼슘, 비타민 D도 많이 들어 있어서 그야말로 완전식품이다. 노화 예방에 효과적인 항산화작용을 가진 루테인이나 비타민 E, 베타카로틴도 풍부하다. 하루 1개 이상이라고는 해도 편식은 금물이므로 2~3개까지가 좋겠다.

다만 저렴한 달걀 중에는 항생물질을 투여한 닭이 낳은 달걀도 있다. 가능하면 풀어놓고 키우면서 첨가물을 사용하지 않은 먹이를 먹인 닭이 낳은 달걀을 고르자.

4장

면역력 향상의 핵심!
'장'이 기뻐하는
식사법

01

발효식품이 장내 균형을 잡고 면역력을 키운다

면역력에도 격차가 있다

발효식이 건강에 좋다는 이야기는 누구나 들은 적이 있을 것이다. 발효식은 효모, 세균류 등의 미생물을 이용해 발효시킨 식품이다. 된장이나 간장, 맛술(미린), 식초, 낫토, 절인 채소 등 전통적인 일본 요리에는 발효식이 풍부하다. 한국의 김치, 독일의 사우어크라우트, 인도네시아의 템페 등 세계에는 셀 수 없을 정도로 많은 발효식이 있으며 사람들에게 사랑받고 있다.

발효식이 건강과 장수에 도움이 된다고 하는 것은 다음과 같은 기능이 있기 때문이다.

① 영양소가 분해되어 몸에 쉽게 흡수된다.
② 분해된 영양소가 새로운 효능을 만든다.
③ 미생물 작용에 의해 새로운 영양소를 만든다.
④ 식품의 독성이 저하된다.

그중에서도 ③의 본래는 없던 새로운 영양을 만든다는 것은 가장 큰 이점이다.

예를 들어 낫토는 콩에 낫토균이 번식한 것인데 발효를 함으로써 당질과 단백질의 대사, 지방 분해 및 합성에 의해 에너지로 변환되는 비타민 B_2가 10배로 증가한다. 노화예방에 효과적인 비타민 K, 펩타이드 같은, 원래 콩에는 없는 영양도 생성된다. 이것이 혈전을 예방하고 혈압 상승을 억제하는 등 원래는 없던 효능을 낳는 것이다.

일본식에는 이런 발효식이 다양한 형태로 식단에 적용되었다. 장수국이라고 불리는 것은 식사 덕분이라고 해도 과언이 아닐 것이다.

발효식에는 인간의 장내 환경을 조절하고 개선하는 힘도 있다. 인간의 장에는 100조 개나 되는 장내세균이 존재해 장내를 꽉 메우고 있다. 건강한 사람의 장은 소화흡수를 돕고 유해한 균을 배제하는 등 좋은 작용을 하는 유익한 균이 많으며 좋지 않은 작용을 하는 유해한 균이 적은 것이 특징이다. 이 상태를 유지하는 것이 건강 유지와 장수에 도움을 준다.

이것은 면역을 통제하는 림프구의 60~70%가 장내에 집중되었기 때문이다.

장내 환경의 상태는 직접적으로 면역력에 영향을 미친다. 예를 들어 림프구 안에 있는 헬퍼 T세포는 2종류 중 1형이 활성화되면 류머티즘 관절염 등의 자기면역질환에 쉽게 걸린다. 반대로 2형이 활성화되면 꽃가루알레르기나 아토피성 피부염 등의 알레르기 반응이 강하게 나타나거나 암에 걸릴 위험이 높아진다.

장내에서 이렇게 곤란한 상태를 도와주는 것이 발효식이다. 헬퍼T세포의 1형을 활성화하는 작용을 하는 것은 유산균이며 된장과 간장, 절임 채소, 요구르트, 치즈에 들어 있다. 2형이 활성화되었을 때 적극적으로 섭취하면 개선 효과를 기대할 수 있다. '꽃가루알레르기에는 요구르트가 효과적'이라는 것은 아주 근거 없는 말이 아닌 셈이다. 낫토균에도 동일한 효과가 있다.

유익한 균은 스트레스나 수면 부족, 감기로 항생물질을 복용했을 때 감소한다. 이럴 때는 그 작용을 보완하도록 요구르트나 낫토를 먹으면 좋다. 요구르트를 먹을 때는 비피더스균의 먹이인 올리고당을 함께 섭취하면 더욱 효과적이다.

된장이나 간장은 단백질이 분해되어 아미노산 농도가 상승했기 때문에 흡수 속도가 빨라 즉각적 효과를 기대할 수 있다. 된장의 경우 색이 진할수록 활성산소를 잘 처리한다. 이런 발효식을 식단에 넣어서 먹도록 하자.

02

건강에 좋은 소금누룩

피로 회복, 스트레스 경감 효과

누룩에 물과 소금을 넣어서 발효시킨 소금누룩. 이것이 하나의 트렌드로 정착되어 누룩이라는 발효식을 일상적으로 먹는 사람이 많아졌다. 어떤 식재료에도 사용할 수 있는 편리함은 물론이고 주목받는 것은 효소의 힘이다. 프로테아제라는 효소는 단백질을 펩타이드와 아미노산으로 분해하므로 고기가 부드러워지고 전분을 포도당으로 변환해 부드러운 단맛을 끌어낸다. 그리고 무엇보다 좋은 것은 건강상의 효과일 것이다.

누룩은 쌀이나 보리에 곰팡이의 일종을 넣어서 번식시킨 것으로 일본뿐 아니라 히말라야 지역과 동남아시아 등 아시아에서 예로부터 전해지는 발효 기법으로 알려졌다. 부패균이 발효균에 의해 억제되기 때문에 쉽게 부패하지 않는다는 것도 냉장고가 없던 시대에 편리한 방법이었다.

누룩균에 의해 발효가 되면 비타민 B_1과 B_2, B_6, 판토텐산, 이노시톨 등 원래 재료에는 없는 영양 성분이 눈에 띄게 증가한다. 포도당과 아미노산의 양도 늘어나며 누룩에 의해 생성된 감주는 영양가와 피로 회복 효과를 인정받아 '마시는 수액'이라고 불릴 정도다. 예전에는 여름에 더위를 먹지 말라고 마셨다고 하는데 이해가 간다.

누룩으로 생성되는 아미노산에는 GABA(가바)도 있으며 이는 신경세포의 흥분을 가라앉히고 스트레스를 경감하거나 뇌세포 대사를 촉진하는 효과를 보인다. 또 혈압을 내리고, 중성지방이나 콜레스테롤의 증가를 억제하는 효과도 있다.

그 밖에 소금누룩에는 활성산소를 중화시키고 세포가 녹스는 것을 억제하는 효과도 있다. 노화를 예방하고 젊음을 유지하고 싶은 사람에게 딱 맞는 식품이다.

면역력을 강화하고 장내 환경을 정비하며 항노화 효과도 있는 소금누룩. 인간의 장에는 여러 가지 장내세균이 존재하며 이 성분의 균형이 무너지면 면역력 저하나 알레르기 증상이 나타난다. 소금누룩을 일상적으로 섭취하면 장내 노폐물을 배출하여 면역력을 강화할 수 있다.

소금누룩을 만드는 법은 간단하다. 쌀누룩과 소금을 적당량 섞은 것에 자박하게 물을 넣고 10~14일 정도 발효시키면 된다. 매일 한 번 섞어서 발효를 균일하게 하는 것이 포인트다. 손쉽게 직접 만들 수 있고 보존이 편하므로 항상 냉장고에 넣어두면 좋다.

누룩의 힘을 제대로 살리는 데 몇 가지 중요한 점이 있다.

① 매일 먹는다.

스트레스와 피로, 수면 부족 등 사소한 일로 장내세균의 균형이 무너질 수 있다. 유익한 균을 늘리기 위해 소금누룩을 매일 먹자.

② 아침식사에 먹는다.

수면 중 장내에서는 나쁜 균이 좀 늘어나는 경향이 있다. 위와 장이 비어 있는 아침이 누룩의 힘을 전달하기 가장 좋은 시간대다. 되도록 빠른 시간 안에 누룩을 섭취해 유익한 균을 늘리자.

③ 그대로 먹는다.

소금누룩에 절인 고기를 굽는 등 불을 이용하는 경우도 많은데 소금누룩에 들어 있는 효소는 60℃ 이상의 온도에서 파괴된다. 효소가 충분히 작동하게 하려면 그냥 섭취하는 것이 가장 좋다. 요리의 소스나 차가운 국에 사용해보자.

④ 채소와 함께 먹는다.

식이섬유나 비타민, 미네랄을 함께 섭취하면 상승효과가 생겨 장내 환경을 조절하는 능력이 향상된다.

변비예방에 효과적인 식재료와 발효식품

식물성 유산균으로 장을 강화하자

원활한 배변활동은 장내 환경을 깨끗하게 하는 데 대단히 중요한 생리현상이다. 새로운 영양소를 주입하면 신속하게 노폐물을 배출하는 것이 건강의 비결이다. 다만 나이가 들면 장의 연동운동이 약해지므로 지금까지와 같은 식생활을 해도 변비에 걸리는 사람이 많다. 소화가 잘 되고 잔여 가스가 적은 음식만 먹으면 장이 자극받는 타이밍을 놓쳐서 변비가 더 심해지는 몸이 된다.

연동운동을 생각해 매일 20g 정도의 식이섬유를 섭취하면 좋다. 장내에서 수분을 흡수해 팽창하고 그로 인해 자극이 되면 장이 움직인다. 단호박이나 우엉 같은 식이섬유가 풍부한 채소, 말린 버섯과 목이버섯 등의 버섯류, 다시마와 미역 등의 해조류를 식단에 넣자.

이때 중요한 것이 수분이다. 식이섬유를 많이 섭취해도 수분이 없으면 팽창하지 않으므로 장을 자극하는 힘이 잘 발휘되지 않는다. 커피나 주스가 아닌 물이 가장 좋다. 장내를 씻어내리는 효과도 있으므로 적극적으로 마시자. 성인의 경우 땀과 호흡, 소변에 의해 하루 약 2000~2500ml의 수분을 배출하므로 그만큼의 수분을 보충해야 한다. 물론 식재료로도 수분을 섭취할 수 있지만 의식적으로 마시지 않으면 수분 섭취가 부족해질 수 있다.

　또 장을 강하게 만드는 것도 중요하다. 장을 강화하려면 살아 있는 채로 장에 도달하는 식물성유산균을 충분히 섭취하자. 요구르트와 치즈 외에 낫토와 절임 채소, 막걸리, 김치 등을 곁들여 먹어 원활한 배변이 될 수 있도록 하자.

장의 움직임을 개선하는 프로바이오틱스

행복감도 높아지는 효과

인체에 좋은 영향을 미치는 미생물을 통칭해 '프로바이오틱스'라고 한다. 이것이 많이 함유된 식품을 먹으면 미생물의 움직임에 의해 장 내 유익한 균에 좋은 영양을 줄 뿐 아니라 뇌의 활동이 향상되고 불안 과 스트레스, 우울감이 감소한다는 것이 연구로 밝혀졌다.

장은 '제2의 뇌'라고 불릴 정도로 뇌의 움직임과 직결된 기관이기 때 문이다. 뇌와 장 사이에서는 정보교환이 활발히 이루어지고 뇌의 활성 화는 장이 건강한지에 크게 좌우된다고 한다.

또한 장은 세로토닌과 도파민 등 신경화학물질의 생성에도 연관되 어 있다. 말하자면 행복감도 좌우하는 것이다. 편안한 장은 행복한 인 생을 약속해준다고 해도 과언이 아니다.

프로바이오틱스는 아시도필스균[*]이나 비피더스균 등을 배합한 건

---

[*] 유산균 3종(비피더스균, 아시도필스균, 사모필스균) 중 하나.

강기능식품에도 넣을 수 있지만 음식으로 섭취하는 것이 가장 좋다. 요구르트나 유산균 음료도 매일의 식사에 넣기 쉬운 프로바이오틱스지만 설탕이 들어가지 않은 플레인을 선택하면 더 좋다.

프로바이오틱스의 효과

균종	효과	식품
락토바실루스 플란타룸	면역 조절, 장내 염증 감소, 영양소 유지	김치, 사우어크라우트, 발효시킨 채소
락토바릴루스 아시도필루스 (아시도필루스균)	면역 증강, 이스트균 감염증 감소, 콜레스테롤 수치 개선	발효유제품
락토바실루스 브레비스	BDNF(신경의 영양) 증가, 면역 기능 개선	사우어크라우트, 절임 음식
비피도박테리움 락티스 (비피더스균)	식품을 매개한 병원균 감소, 면역 증강, 소화 개선	발효유제품
비피도박테리움 롱검	병원균 감소, 콜레스테롤 수치 개선	발효 채소, 발효 유제품

껍질째 먹는 사과는 뛰어난 만능 식품이다

'의사가 필요 없어지는' 과일의 힘

'사과가 빨갛게 익으면 의사가 파래진다', '하루 한 개의 사과를 먹으면 의사가 필요 없다'라는 말이 있는데, 이것은 과장이 아니다. 사과에는 폴리페놀과 칼륨, 펩틴 등의 영양소가 들어 있으며 비만 예방과 혈관 강화라는 강력한 힘이 있다.

사과에 많이 들어 있는 성분은 프로시아니딘이라는 폴리페놀의 일종으로 지방 축적을 억제해서 내장지방이 붙지 않게 하고 활성산소를 분해하는 효소를 강화시킨다. 또 풍부하게 들어 있는 칼륨은 심장과 근육의 운동을 원활하게 해주고 식염 등 나트륨의 해를 없애준다

펩틴은 수용성 식이섬유의 일종이다. 장을 어루만져주고 적당한 자극을 주므로 변비일 때도 설사일 때도 도움이 된다. 사과를 먹음으로써 혈중 비타민 C 함유량이 늘어나는 것도 장점이다.

사과는 그대로 먹을 때도 주스로 만들어 먹을 때도 통째로 먹는 것이 중요하다. 폴리페놀인 프로시아니딘은 껍질 바로 아래에 있기 때문이

다. 껍질째 착즙한 사과주스 400ml를 매일 5주간 마시면 암이나 바이러스를 막아주는 내추럴킬러 활성작용이 강화된다는 것도 밝혀졌다. 사과를 생으로 먹기 힘든 사람은 오븐에 구워 먹거나 조림을 만들어 먹어도 좋다.

바빠서 아침 식사를 먹을 시간이 없는 사람은 꼭 사과를 한 개 가방에 넣어 다니자. 근무 시간 전에 먹으면 혈당치가 급히 오르는 것을 방지하고 대사증후군을 예방하는 효과도 있다. 또한 일본후생노동성은 하루 목표 과일 섭취량을 200g으로 설정했는데 사과 한 개만 먹으면 그 양을 충분히 달성할 수 있다.

06

장내세균총을 개선하는 현미의 힘

건강 식재료인 현미의 잘 알려지지 않은 효능

비타민, 미네랄, 식이섬유가 풍부하고 건강식재료로 알려진 현미. 각기병이 17~20세기 초까지 유행한 것은 그 당시 사람들이 현미를 정제해서 비타민B_1을 함유한 쌀눈을 제거하고 백미를 먹게 된 것이 원인이었다. 비타민B_1 외에도 현미 등의 전립 곡물에는 식이섬유가 많이 들어 있어서 장내세균총intestinal flora을 개선하고 면역력을 향상한다고 한다. 또 최근 연구에서는 설사나 변비, 장염 등의 소화기 질환뿐 아니라 꽃가루알레르기 등 알레르기 질환, 비만 등 대사질환에도 장내세균총이 연관되어 있다고 했다.

실제로 현미 등의 전립곡물의 효과를 실증한 연구 결과도 있다. 미국 매사추세츠주 보스턴에 있는 터프츠대학교 연구팀은 81명의 건강한 남녀를 대상으로 실험을 진행했다. 대상자는 첫 2주간 정제곡물을 섭취했고, 그 뒤 그룹을 둘로 나누어 한 쪽은 전립곡물로 변경해 비교했다. 그 결과 전립곡물을 섭취한 그룹은 장내세균총 검사에서 짧은사슬지방산을 만드는 라크노스피라라는 미생물이 증가해 염증을 유발하는 엔테로박터과의 미생물이 감소했다. 이로 인해 염증의 원인이 되는 TNF-α가 줄어들어 면역을 자극하는 메모리 T세포가 늘어났음이 밝혀졌다.

전립곡물 섭취로 증가한 짧은사슬지방산은 생활습관병이나 암을 예방하고 식욕을 억제하는 등 몸의 건강을 유지하는 데 중요한 역할을 한다. 또한 장내세균총이 개선되어 면역 기능이 향상된다는 점에서 정제된 백미보다는 현미 등의 전립곡물을 섭취하는 것이 건강을 유지하고 병을 예방하는 데 도움이 된다.

07

장내환경을 젊게 유지하는 브로콜리

장내세균이 생성한 성분이 젊음을 지속시킨다

장과 장수의 관계에 대해 다양한 연구가 시행되고 있는데, 단순히 장수만 연구하는 것이 아니라 젊음을 유지하기 위해 장에 무엇이 필요한지도 연구하고 있다.

일본후생노동성의 발표에 따르면 2013년의 일본인 남성의 평균수명은 80.21세인 데 비해 건강수명은 71.19세, 여성은 평균수명이 86.61세이며 건강수명은 74.21세다. 그 차이는 남성이 약 9년, 여성은 12년인데 이것은 일상생활에 제한이 있는 '건강하지 않은 기간'을 의미한다. 평균수명이 아무리 늘어도 건강수명이 늘지 않으면 그저 기뻐할 일이 아니라는 말이다.

여기서 주목하는 것이 미국의 에모리 대학교 의학부의 다니엘 칼먼 박사의 연구다. 이미 판명된 수명연장 효과 중에서 '건강하지 않은 기간(허약한 기간)'이 늘어나는 요소를 제거하면 종말기에 간호를 받아야 하는 상태가 되지 않고 이른바 '건강하게 천수를 누리다 떠나는 삶'을 달성할 수 있지 않겠느냐는 것이다.

칼먼 박사팀은 '선충에 특수한 먹이를 주면 죽기 직전까지 활발하게 생식활동을 지속한다'라는 현상에 주목했다. 인돌indole이라는 화학물질을 생성하는 대장균을 먹이로 먹은 선충의 활동이 활발한 것에 주목해 쥐의 장내에 인돌을 생산하는 대장균을 이식했더니 쥐는 고령인 27개월이 되어도 젊음을 유지했다고 한다. 칼먼 박사는 인돌이 장벽의 방어 기능을 돕고 염증을 억제하므로 이를 이용해 장내환경을 젊게 유지하면 건강수명을 연장할 수 있다고 주장했다. 인돌계의 화합물은 브로콜리나 케일로 섭취할 수 있다. 이런 음식을 먹으면 장내환경을 양호하게 유지해 건강수명을 연장하는 데 도움이 될 것이다.

플라보노이드로 면역력을 키워 건강장수

플라보노이드는 여러 식품을 통해 섭취하는 것이 중요하다

플라보노이드는 폴리페놀의 일종이다. 그중 차에 함유된 카테킨에는 암 예방 효과가 있다. 강한 항산화작용과 체지방 연소, 혈당치 상승 억제 효과는 129쪽에서 소개했다.

또한 플라보노이드는 종류가 많아서 사과에는 프로시아니딘, 블루베리에는 안토시아닌, 오렌지에는 플라바논, 콩에는 이소플라본이 들어 있으며 동맥경화 진행을 억제하는 항산화작용이나 면역력을 유지하는 효과, 암세포 증식 억제 효과, 신경 진정 작용, 혈액을 맑게 하는 작용 등 수많은 건강 효과가 있다고 보고되었다.

그런 플라보노이드를 매일 500mg 식사로 섭취하면 사망률이 떨어진다는 보고도 있다. 호주 에디스코완대학의 니콜라 본돈 박사 연구팀이 발표한 것으로 장기간 덴마크인 남녀 5만 명 이상을 조사 분석한 결과다.

이 조사에 따르면 식사를 통해 섭취한 플라보노이드가 많은 사람은 적은 사람에 비해 암이나 심질환으로 사망할 위험이 10% 이상 낮다. 또 하루 섭취량이 500mg 이상이면 사망률이 떨어지며 흡연자와 하루 20g 이상 알코올을 섭취하는 사람에게 더 높은 건강 효과를 발휘했다. 하루 500mg의 섭취라는 것은 각종 플라보노이드의 총량인데 녹차의 경우는 한 잔, 사과나 오렌지 한 개, 블루베리는 200g, 브로콜리는 100g으로 섭취할 수 있는 양이다. 그러나 각기 함유된 플라보노이드의 종류에 따라 건강 효과에 차이가 있다는 점을 알아두자. 여러 플라보노이드를 섭취해야 건강에 더 이롭다.

09

변비 해결에는 아침에 일어나자마자 백탕

가장 손쉬운 수분 공급

변비에 시달리고 있다면 식이섬유와 물을 많이 섭취하는 것이 지름길이다. 그러므로 아침에 일어나 백탕을 마시는 것도 좋은 습관이다. 위와 장의 활동을 부드럽게 자극해 자연스럽게 배변을 할 수 있게 도와준다.

백탕을 만드는 법은 간단하다. 아무것도 넣지 않고 끓인 물을 50℃ 정도까지 미지근하게 식히면 된다. 귀찮은 사람은 컵 한 잔의 물을 전자레인지로 데워도 좋다. 머그컵 한 잔 분량의 백탕을 5~10분 정도에 걸쳐 천천히 씹듯이 마시는 것이 중요하다.

막 일어났을 때의 시간은 체온이 가장 내려가 있는 시점이다. 천천히 안쪽부터 몸을 데우면 몸의 여기저기를 워밍업시키는 효과가 있으며 신진대사를 높이는 작용을 한다. 차나 커피보다 손쉽고 카페인이 들어가 있지 않으므로 내장에 부담을 주지도 않는다.

또 사람은 나이를 먹으면 몸의 수분량이 줄어든다. 즉 그만큼 탈수증상을 일으키기 쉽다. 수면 중에는 머리맡에 주전자를 놓고 잠에서 깰 때마다 수분을 공급하면 좋다. 또 아침에 일어나자마자 백탕을 충분히 마시는 것도 몸에 부담을 주지 않는 방법이다.

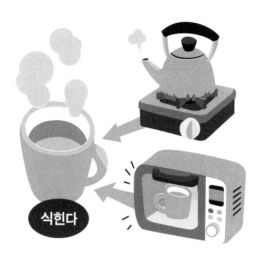

식힌다

10

낫토 + 요구르트로 골다공증을 예방한다

골다공증 예방의 황금 콤비

하나만 먹어도 뛰어난 영양 성분이 들어 있는 식재료를 함께 먹으면 더욱 효과가 커지는 조합이 있다. 그중 하나가 낫토와 요구르트다. 콩의 칼슘과 이소플라본이 골다공증을 예방해줄 뿐 아니라 비타민 K_2가 칼슘 흡수력을 끌어올리기 때문이다.

요구르트도 누구나 아는 건강식품이다. 칼슘이 풍부한 것은 물론이고 콩의 이소플라본 효과를 향상시키는 이퀄equol이라는 성분을 체내에서 늘려주는 것에 주목하자. 낫토와 조합함으로써 더욱 효과적으로 골다공증을 예방할 수 있다.

낫토는 발효식품으로 콩인 상태보다 영양성분이 증가한 든든한 식품이다. 구라시키예술과학대학의 스키 교수가 발견한 낫토 특유의 효소 '낫토키나제'는 혈전을 용해하는 작용이 대단히 강하다. 혈전을 녹이는 약, 우로키나제 20만 엔어치에 맞먹는 효과가 한 팩의 낫토에 들어 있으며 4~12시간이나 효과가 지속된다. 아침식사에 낫토와 요구르트를 먹는다면 대단히 합리적인 선택인 셈이다.

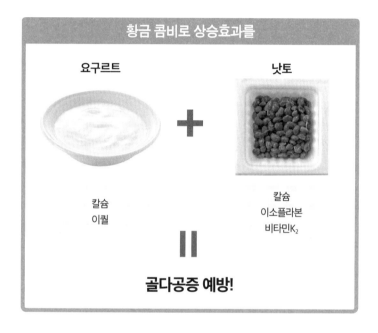

11

혈당치가 급격히 상승하는 것을 억제하는 끈끈한 식재료 & 우엉

아침식사로 먹어야 할 식재료

혈당치를 급상승시키는 식사는 건강과 장수의 최대 적이라는 점을 이 책에서 여러 번 말해왔다. 항상 의식해야 하는데 혈당치를 잘 조절하는 데는 아침식사가 무척 중요하다.

아침식사에서 혈당치 급상승을 억제하면 점심과 저녁 식후의 혈당치가 잘 오르지 않기 때문이다. 그러므로 꼭 아침식사에는 혈당치를 완만하게 상승시키는 식재료를 섭취하도록 하자.

나는 '끈끈한' 식품을 권한다. 낫토나 오크라, 토란, 마 같은 끈기가 있는 식재료는 '무틴'이라는 성분이 들어 있는데 이는 혈당치가 상승하는 것을 억제한다. 그 밖에도 멜로키아나 연근, 나메코 버섯, 해조류 같은 식재료도 마찬가지다.

무틴이 혈당치 상승을 억제하는 것은 당질과 결합하면 그것을 감싸고 흡수를 막는 성질이 있기 때문이다. 아침은 혈당치가 낮아서 급격히 상승하기 쉬우므로 특히 추천하고 싶은 시간대라 할 수 있다. 현미

밥에 낫토, 낫토 토스트, 마를 올려놓은 밥 같은 메뉴를 적극적으로 섭취하도록 하자. 무틴은 열에 약하므로 생으로 먹거나 단시간 가열해서 먹는 것이 이상적이다.

그 밖에도 식이섬유에도 당질 흡수를 조절하는 효과가 있다. 버섯과 해조류, 채소류에는 식이섬유가 풍부하게 들어 있는데 그중에서도 우엉에 많다. 약 100g의 우엉 한 대에 5g이나 되는 섬유질이 있다.

우엉은 깨끗하게 씻어서 가능하면 껍질째 사용하는 것이 좋다. 우엉 볶음이나 솥밥, 수프, 샐러드, 어슷썰기한 우엉을 넣은 돼지고기 된장국(돈지루) 등 아침식사로 쉽게 할 수 있는 메뉴를 찾아보자.

12

프룬으로 변비 해소 & 빈혈 예방

생활양식에 맞춰 오래 섭취한다

'기적의 프룬'으로 불리며 건강 유지에 빼놓을 수 없다는 프룬. 서구에서는 임신을 했거나 수술을 한 환자에게 프룬을 권하는 병원이 많다고 한다. 일본에서는 종종 말린 과일이나 엑기스로 판매되는데 상태가 신선하기만 하면 그대로 먹을 수도 있다.

프룬의 효과 중 가장 유명한 것이 변비 해소다. 식이섬유인 펩틴이 풍부해서 변비 개선에 안성맞춤이다. 많이 먹으면 설사를 하는 사람도 있으므로 처음에는 소량만 먹어보고 몸 상태를 봐가면서 자신에게 맞는 양을 찾도록 하자.

철분도 많이 들어 있어서 빈혈을 예방하는 효과도 있다. 칼륨 등 미네랄도 많으며 네오클로로겐산이라는 물질은 나쁜 콜레스테롤을 줄이는 작용을 한다. 매일 아침 프룬 엑기스를 마시거나 간식 대신 말린 프룬을 먹거나 변비 증상이 있을 때 프룬을 먹는 등 자신의 생활양식에 맞춰서 장기적으로 섭취하는 것이 가장 좋다.

프룬에 함유된 성분과 효능

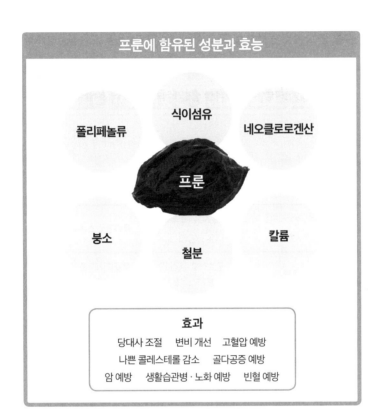

폴리페놀류　　식이섬유　　네오클로로겐산

프룬

붕소　　철분　　칼륨

효과

당대사 조절　　변비 개선　　고혈압 예방

나쁜 콜레스테롤 감소　　골다공증 예방

암 예방　　생활습관병·노화 예방　　빈혈 예방

13

식이섬유가 풍부한 버섯으로 장내 면역력을 높인다

저칼로리로 다이어트에도 안성맞춤

저렴하고 다양한 요리에 쓸 수 있는 버섯은 평소 식사로도 많이 먹는 재료다. 저칼로리로 식이섬유가 풍부하므로 변비가 있거나 다이어트를 하는 사람은 한 주에 몇 번씩 먹으면 좋다. 비타민 B군과 비타민 D도 풍부한 팔방미인 식재료이기도 하다.

최근에는 버섯류가 가진 면역력이 주목 받고 있다. 특히 버섯의 세포벽에 함유된 식이섬유의 일종인 '베타글루칸'이라는 성분이 유명하다. 인터페론이라는 단백질 생성을 촉진하고 면역기능을 관장하는 기관을 도와서 꽃가루 알레르기 같은 알레르기 증상을 예방하고 개선시킨다. 또한 암에 대한 효과도 기대되고 있다.

하지만 베타글루칸의 암 억제 효과는 동물실험에서는 어느 정도 효과가 확인되었지만 현 시점에서는 '암이 치유된다'거나 '암세포 증식을 막는다'고 단언할 수 없다. 베타글루칸이 체내 면역력을 높여서 결과적으로 암의 발생과 증식을 억제하는 것으로 추정한다.

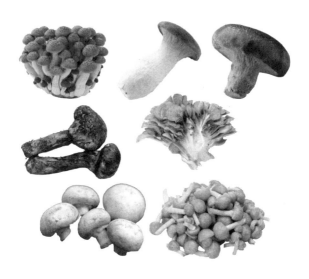

버섯의 효과

저칼로리   식이섬유가 풍부   비타민
알레르기 예방 및 개선   면역력 증강

몸에 좋은 재료도 알레르기를 일으킬 수 있다

저녁에 몸이 좋지 않으면 3형 식품 알레르기를 의심하자

몸에 좋은 식재료도 알레르기의 원인이 될 수 있다. 최근 3형 식품 알레르기가 밝혀졌다. 알레르기를 유발하는 식품을 섭취한 뒤 몇 시간에서 며칠이 지난 뒤 증상이 생기는 것이 특징이다. 매일 아침에 같은 식단을 먹었는데 저녁 이후에 어딘지 모르게 몸이 안 좋아지는 일이 반복된다면 알레르기를 의심해봐야 한다. 일정 기간 알레르기를 유발하는 식품 섭취를 줄이면 증상이 개선되므로 같은 음식을 4일간 먹었다면 다음 4일간은 먹지 말고 항체가 생기지 않도록 하자. 예를 들어 같은 요구르트도 브랜드를 바꿔가며 먹으면 알레르기에 대한 위험을 줄일 수 있다.

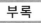

부록

면역력을
높이는
식품 도감

면역력을 높이는 식품 도감

면역력을 높여서 건강해지려면 매일 먹는 식사가 중요하다.
강력한 효과가 있는 식품에 점수를 매겨서 소개한다!
점수가 높을수록 면역력 향상 효과도 크다.

Score 100 ● **콜라드그린**(겨자채, 무청)

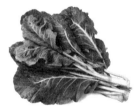

비타민K, 비타민A 함유량이 많고 영양가가 높은 잎채소. 비타민C, 비타민B군, 식이섬유 외에 오메가지방산, 글루코시놀레이트Glucosi-nolates, 이소티오시네아트 등도 있다. 겨자채와 무청으로 같은 영양소를 섭취할 수 있다.

Score 100 ● **크레송**

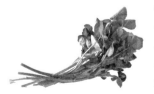

칼슘, 칼륨, 철분, 비타민A, 비타민C 등 많은 영양소를 균형 있게 함유하고 있다. 또 매운맛 성분인 시니그린은 소화촉진 효과와 냄새를 없애는 효과, 이뇨 효과가 있고 이소티오시아네이트가 소향 효과에 항발암 작용도 한다.

방울양배추

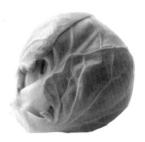

비타민C는 양배추의 4배, 식유섬유는 3배, 비타민B_2는 7배, 베타카로틴은 14배로 영양가가 대단히 높고, 항산화작용이 있는 루테인과 항종양작용이 있는 비타민U, 붓기 해소에 좋은 칼륨도 들어 있다.

청경채

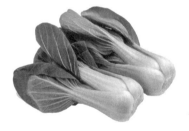

지용성 비타민으로 몸의 면역력을 높여주는 베타카로틴, 칼륨이 있고 다른 채소보다 많은 칼슘과 비타민C를 함유했다. 함께 더 큰 효과를 발휘하는 베타카로틴과 비타민C가 다 있으므로 효율적이다.

시금치

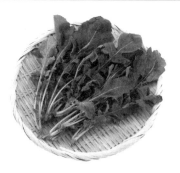

빈혈을 개선하는 데 효과적인 철분과 뼈 형성 및 유지를 돕는 칼슘을
풍부히 함유했다. 또 비타민C와 비타민E, 눈과 피부 건강을 지켜주는
베타카로틴도 섭취할 수 있는 녹황색채소의 대표격이다.

루콜라

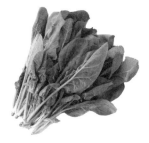

비타민C 외에 항산화작용을 가진 베타카로틴이나 비타민E, 비타민K
를 많이 함유한 녹황색채소. 매운맛 성분인 알릴이소티아시오네이트
는 강한 항산화작용을 한다.

양배추

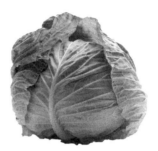

항종양작용을 하는 비타민U와 뼈 형성에 필수인 칼슘, 인, 칼륨, 마그네슘이 풍부하다. 또 항산화작용을 하는 비타민C와 혈액응고 성분 생성을 돕는 비타민K도 풍부하다.

브로콜리

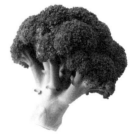

200 종류 이상의 식물영양소ㆍ피토케미컬이 들어 있으며 베타카로틴과 미네랄도 풍부하다. 항산화작용이 강하고 면역력을 높여주며 암을 예방하는 데 효과적이다.

콜리플라워

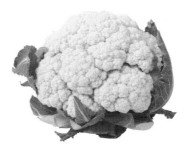

꽃 부분에 양배추의 2배, 딸기와 귤보다 많은 비타민C를 함유한 콜리
플라워. 물에 녹지 않는 불용성 식이섬유가 많으며 변비 개선에 효과가
있다. 칼륨과 칼슘도 들어 있다.

로메인상추

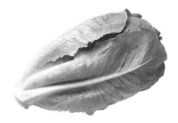

풍부한 식이섬유와 비타민이 있다. 특히 칼륨은 혈액을 맑게 하고 붓기
를 해소한다. 또 케일에도 함유된 엽산은 조혈 작용에 몹시 중요한 영
양소다. 잎에 포함된 락투코피크린은 숙면을 돕는 효과가 있다.

청피망과 홍피망

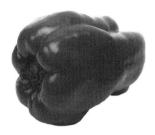

가열해도 좀처럼 파괴되지 않는 비타민C와 베타카로틴, 비타민E가 풍부하다. 쓴맛 성분인 쿼르시트린은 고혈압을 예방하고 독소 배출과 변비 해소에 효과적이다. 홍피망의 비타민C는 청피망의 2배이며 비타민E와 베타카로틴은 5배나 많다.

양파

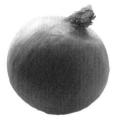

살균 작용이 강하고 혈당치가 올라가는 것을 억제하는 황화아릴이 혈액을 맑게 해서 고혈압, 동맥경화, 뇌경색, 심근경색에 효과적이다. 케르세틴이라는 폴리페놀과 불용성·수용성 2종의 식이섬유, 칼륨도 들어있다.

Score 36 · 리크

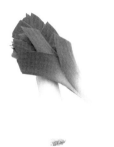

세포가 단백질에서 에너지를 뽑아낼 때 반드시 필요한 비타민B_6를 섭취할 수 있다. 그 밖에 비타민K와 비타민C, 조혈 효과가 있는 엽산도 들어 있다.

Score 35 · 딸기

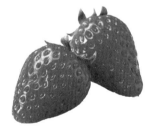

비타민C 외에 칼슘도 풍부한 딸기에는 수용성 식이섬유인 펩틴이 있으며, 장내 환경을 건강하게 만든다. 콜라겐 감소 속도를 늦춰주는 엘라그산과 활성산소를 줄이는 안토시아닌이 들어 있다.

Score 35 · 양송이버섯

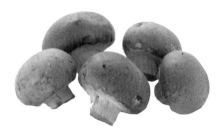

당질의 대사를 촉진하는 비타민B$_1$과 대사 전반을 촉진하는 비타민B$_2$, 면역세포를 활성화시키는 베타카로틴을 함유했다. 식이섬유, 칼륨, 나이아신, 판토텐산, 에르고스테롤 등 다양한 효과를 가진 영양소가 들어 있다.

Score 33 · 토마토 · 토마토 제품

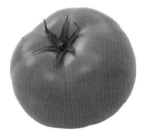

빨간색을 띠게 하는 리코펜은 비타민E의 100배나 되는 항산화작용을 한다. 또 피부 미용 효과와 감기 예방에 효과적인 비타민C, 염분 배출을 돕는 칼륨도 들어 있다.

당근 · 당근주스

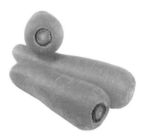

피부와 점막을 건강하게 유지하게 하고 세포 증식과 분화에 필요한 비타민A와 체내에서 변환되는 카로틴을 많이 함유했다. 상당수는 껍질에 들어 있으므로 통째로 주스를 만들어 먹으면 효과가 크다. 칼륨과 식이섬유도 풍부하다.

석류 · 석류주스

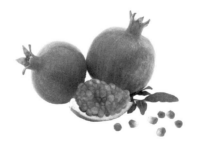

불필요한 염분을 배출시키는 칼륨과 안토시아닌, 에그라산, 타닌 등 풍부한 폴리페놀을 함유한 석류. 구연산 등의 유기산이 칼슘 흡수를 촉진한다.

Score 29 · 블랙베리

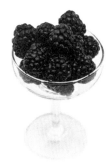

강한 항산화작용을 하는 폴리페놀인 안토시아닌 외에 살리신산, 헤그라산, 타닌, 카테킨 등을 함유했다. 비타민C와 비타민E, 피로 회복에 효과적인 구연산도 있다.

Score 27 · 라즈베리

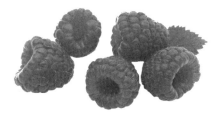

항산화작용에 뛰어난 폴리페놀과 비타민E를 많이 함유했다. 독특한 향을 만들어내는 성분인 라즈베리케톤에 지방을 연소하는 효과가 있다. 또 수용성 식이섬유인 펩틴도 풍부하다.

블루베리

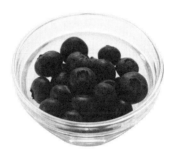

폴리페놀의 일종으로 시각을 개선하는 데 효과적인 안토시아닌과 결핍되면 신체 기능에 장애를 일으키는 아연, 대사를 촉진하는 망간이 들어 있다. 비타민C와 비타민E도 들어 있다.

오렌지

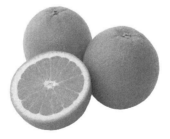

항산화력이 강하며 콜라겐을 늘려서 아름다운 피부를 만드는 비타민C를 많이 함유했다. 항산화작용이 있는 베타카로틴과 베타크립토잔틴, 혈액의 흐름을 개선하는 비타민P의 일종인 헤스페리딘도 들어 있다.

면역력을 높이는 최고의 식사법

초판 1쇄 인쇄 2021년 8월 30일
초판 1쇄 발행 2021년 9월 10일

지은이 시라사와 다쿠지
옮긴이 오시연
펴낸이 정용수

사업총괄 장충상 **본부장** 윤석오
편집장 박유진 **편집** 정보영
디자인 디노브라보
영업·마케팅 정경민 양희지
제작 김동명
관리 윤지연

펴낸곳 ㈜예문아카이브
출판등록 2016년 8월 8일 제2016-000240호
주소 서울시 마포구 동교로18길 10 2층(서교동 465-4)
문의전화 02-2038-3372 **주문전화** 031-955-0550 **팩스** 031-955-0660
이메일 archive.rights@gmail.com **홈페이지** ymarchive.com
블로그 blog.naver.com/yeamoonsa3 **인스타그램** yeamoon.arv

한국어판 출판권 ⓒ㈜예문아카이브, 2021
ISBN 979-11-6386-078-5 03510